言語聴覚士のための
失語症訓練教材集 ハイブリッドCD-ROM付

編集　立石　雅子　　目白大学保健医療学部言語聴覚学科

執筆　四十住　縁　　医療法人社団あいずみクリニック
（執筆順）
　　　足立　さつき　聖隷クリストファー大学リハビリテーション学部言語聴覚学専攻
　　　大貫　典子　　豊島区中央保健福祉センター
　　　大野　恭子　　元・星ヶ丘厚生年金病院リハビリテーション部
　　　小田柿　誠二　東京湾岸リハビリテーション病院リハビリテーション科
　　　立石　雅子　　目白大学保健医療学部言語聴覚学科
　　　羽飼　富士男　慶應義塾大学病院リハビリテーション科
　　　布施　幸子　　東京都立大塚病院リハビリテーション科

医学書院

言語聴覚士のための失語症訓練教材集(ハイブリッド CD-ROM 付)

発　行　2001年 6月15日　第1版第1刷 ©
　　　　2015年11月 1日　第1版第6刷

編　者　立石雅子
　　　　（たていしまさこ）

発行者　株式会社　医学書院
　　　　代表取締役　金原　優
　　　　〒113-8719　東京都文京区本郷 1-28-23
　　　　電話　03-3817-5600(社内案内)

印刷・製本　大日本法令印刷

本書の複製権・翻訳権・上映権・譲渡権・公衆送信権(送信可能化権を含む)
は(株)医学書院が保有します.

ISBN 978-4-260-24393-3

本書を無断で複製する行為(複写,スキャン,デジタルデータ化など)は,「私
的使用のための複製」など著作権法上の限られた例外を除き禁じられています.
大学,病院,診療所,企業などにおいて,業務上使用する目的(診療,研究活
動を含む)で上記の行為を行うことは,その使用範囲が内部的であっても,私的
使用には該当せず,違法です.また私的使用に該当する場合であっても,代行
業者等の第三者に依頼して上記の行為を行うことは違法となります.

JCOPY〈出版者著作権管理機構　委託出版物〉
本書の無断複製は著作権法上での例外を除き禁じられています.
複製される場合は,そのつど事前に,出版者著作権管理機構
(電話 03-3513-6969,FAX 03-3513-6979,info@jcopy.or.jp)の
許諾を得てください.

まえがき

　1997年の言語聴覚士法の制定以後，言語聴覚障害について学ぶことを目的とした教科書や成書の出版は徐々に増加しています．しかしまだ数は少なく，特に教材についてはその傾向が顕著です．言語聴覚士は言語機能の改善を図るために，言語機能のさまざまな側面について，異なる難易度の教材を数多く用います．

　それぞれの言語聴覚士があちらこちらから教材を集め，蓄積しては必要に応じて組み合わせて使用するという状況が長く続いてきました．言語聴覚士にとっては，自在に組み合わせられる量を確保するまでの教材収集は時間のかかる作業です．

　実際に患者さんを目の前にしたとき，その患者さんの抱える問題は何であるか，どの程度のレベルであるのか，どの問題から取り組むのがよいのか，どのような課題を用いて訓練を行えばよいか，など，臨床経験の少ない言語聴覚士にとっては判断に迷うことがたくさんあります．そのような場合に参考にできる具体的な資料を提供しようということで，本書は作られました．

　本書は，基本的には失語症に対する言語訓練で用いられる種々の教材をまとめたものです．本書のポイントの1つは，訓練において，何をどうすればよいか，まず言語訓練の流れについてイメージをもっていただき，そのうえでどのような教材を用いて訓練を行うか，利用できる教材を呈示することにあります．

　昨年春，「言語聴覚士のための失語症訓練ガイダンス」として失語症の患者さんの訓練経過をまとめた症例集を作りました．本書も「ガイダンス」同様，言語聴覚障害学を学ぶ学生の方々，また臨床経験の短い言語聴覚士の方々を対象としています．

　2つ目のポイントは，CD-ROMの形で，教材の元となる素材を添付し，必要な教材を自由に取り出すことができる構成となっている点です．パーソナルコンピュータの普及により，教材はどこにいてもプリントアウトすることができます．しかも患者さんの状況に応じた絵カードを使用することが可能です．

　本書が，日々の臨床に孤軍奮闘している，日の浅い言語聴覚士のみなさんのお役に立てば幸いです．

　本書のきっかけは日本言語療法士協会学術支援局専門委員会失語症系の委員会にあります．ここに改めて感謝の意を表したいと思います．

　平成13年5月吉日

立石雅子

目次

I. 問題点の整理と適切な訓練導入までの流れ …… 1
- 1 聴力・視力 …… 1
- 2 意識障害 …… 1
- 3 知的機能の障害，高次脳機能障害 …… 2
- 4 言語機能 …… 3
  - 訓練導入までの流れ―チャート …… 4
  - 聴く …… 6
  - 話す …… 7
  - 音読 …… 8
  - 読む …… 9
  - 書く …… 10

II. 教材の使用について …… 13
- 1 本書の構成 …… 13
- 2 教材 …… 16
  - A. 言語音・文字の認知 …… 20
    1. 音の認知 …… 20
    2. 言語音の認知 …… 22
    3. 音韻の抽出・配列 …… 26
    4. 形態の認知 …… 30
    5. 文字の認知 …… 32
    6. 音韻・記号変換 …… 35
    7. 文字の抽出・配列 …… 39
  - B. 単語の理解・産生 …… 46
    1. 単語の理解 …… 46
    2. 聴覚的把持力 …… 55
    3. 適切な単語の選択 …… 58
  - C. 文の理解・産生 …… 67
    1. 統語 …… 67
    2. 文の理解 …… 76
    3. 語の配列 …… 80

- D. 口頭表出 …… 82
  - 1. 構音プログラム …… 82
  - 2. 構音実行 …… 84
- E. 書字表出 …… 88
  - 1. 書字運動企画 …… 88
  - 2. 実行 …… 90
- F. 総合課題 …… 93
  - 1. 絵カードの説明—1. 動作説明 …… 93
  - 2. 絵カードの説明—2. 用途説明 …… 94
  - 3. 漫画の説明 …… 95
  - 4. クロスワードパズル …… 96
  - 5. 方位課題 …… 97
  - 6. 新聞・ニュースの要約 …… 98
  - 7. 日記 …… 99
  - 8. 指定した語を使用する発話・作文 …… 100
  - 9. テーマに沿った発話・作文 …… 101
  - 10. 回文 …… 102
  - 11. しりとり …… 103
  - 12. なぞなぞ …… 104
  - 13. 場面設定 …… 105
  - 14. PACE(Promoting Aphasics' Communicative Effectiveness) …… 106

III. 注意すべき点 …… 107

IV. 教材入手について …… 109

付録 CD-ROM の使い方 …… 113

索引 …… 119

I 問題点の整理と適切な訓練導入までの流れ

　失語症の患者と向き合うとき，問題点は何なのか，何を突破口として訓練を開始すべきか，それにはどのような課題を用いるべきかなど，考慮すべき点は多数ある．
　まず最初に，その失語症患者について発症後の経過期間や，障害の重症度，失語症のタイプ，合併症，言語以外の高次脳機能障害の有無，家族の状況，年齢など，背景となる項目についての情報収集が重要である．失語症患者本人からのみならず，家族からも情報を得ておくことが必要である．
　実際に失語症者を前にしてどのように問題点を整理し，訓練開始にもっていくかについてみる．

1　聴力・視力

　患者が聴力や視力の問題を失語症の発症前から有していたことがないかどうか，義歯を使用していたかどうか，また発病前のことばの使用状況や習慣がいかなるものであったかなどは，言語機能の評価を開始する前に入手しておいたほうがよい情報である．聴力や視力の問題，また義歯の不適合や義歯を装着していないといった問題があれば，コミュニケーションに障害がある場合に，必ずしも言語機能の問題によるものと断定することはできないからである．患者の年齢が高いほどこれらの問題を合併している可能性は高まる．

2　意識障害

　聴力や視力が実用レベルであり，義歯などの問題もないとなれば，次に判定する必要があるのは，意識障害の有無である．ほとんど目をつぶっている，痛みに対する反応のみ出現するというような状況であれば，意識障害の存在は明らかであるが，はっきりしているときと，ぼーっとするときとがあり，1日の中でも状況が変動する，全体に反応が鈍い，時間がたつと反応が低下するなど，意識障害が軽度である場合には障害そのものが見過ごされることもある．意識障害が中等度から重度に認められる場

合にも，言語訓練を行うことが刺激となり，全体の活性化につながることもある．しかし，意識障害に加えて言語障害があるからといってこの時期に詳細な評価を行うことは適切ではない．経過観察を継続し，意識障害の推移を確認し，意識障害が軽度になった時点で，言語障害に対する本格的な働きかけを開始することが適当である．

3 知的機能の障害，高次脳機能障害

　通過症候群の影響から解放され，意識障害が軽度であっても，発症からの経過期間が短い患者の場合には，言語機能の障害が前景となるとは限らない．言語機能に加え，認知，学習，思考，記憶，行為，あるいは注意といったさまざまな側面に障害が認められることがある．これらは高次脳機能の障害と呼ばれる．また知的機能の障害を認めることもある．

　課題の施行は可能であるが，続けると何をやっていたかがわからなくなり，再度指示し直す必要がある，反応の良好なときと不良なときとがある，簡単な会話では正しく応答しているにもかかわらず，見当識の障害が著明である，反応が子どもっぽいことが多い，食事を済ませてきたばかりなのに食事をしていないと主張する，食事に際して左側におかれたものを食べ残す，などの反応が観察される場合には，言語機能の障害に加え，高次脳機能の障害があることを疑ったほうがよい．言語障害の程度をはかる目的の評価を直ちに行っても正確な言語機能の状態を評価することが難しい場合もある．それらの高次脳機能は言語機能に多かれ少なかれ影響を及ぼしているので，言語機能の評価を行うに先立ち，おおまかな評価は行っておいたほうがよい．

　ある程度の時間，持続して座っていることが可能で，多少，やりとりを行うことができる状態であれば，Raven色彩マトリックス検査（RCPM；Raven Colored Progressive Matrices）など簡便な検査を用いて，知的機能についておおよその評価をする．RCPMは6つの選択肢から空所にいれる部分として最も適切なものを1つ選択するという課題である．推論を必要とする課題であり，知的機能を評価することを目的に作られたものである．施行に時間がかからず，患者に無用の負担をかけずにすむので，臨床的に有用な検査である．複雑な指示の理解を必要とするわけではないため，この検査の施行が困難な場合には，知的機能，認知機能，行為などに重篤な障害があることが推測される．そのような場合には言語機能の訓練に入る前に，全体的な活性化を図り，課題状況に対応できるようにしておく必要がある．RCPMに比べ，時間はかかるが詳細に知的機能の評価を行う検査としてWAIS-R（Wechsler Adult Intelligence Scale Revised）動作性やコース立方体組み合わせ検査などがある．

　視覚的な注意の検査としては線分抹消検査，文字抹消検査，数字抹梢検査などが用いられる．線分抹消検査は視覚的注意の検査であり，半側空間無視などの有無のチェ

ックにも有用である．

　全体的な活性化を図る課題としては，例えば，番号順に点をつなぐ点つなぎ課題，文字や図形の抹消課題，図形の模写など，動作性の課題がよく用いられる．動作性の課題は個人差はあるものの，総じて抵抗なく受け入れられるということも，訓練の導入として取り入れるのに適している．

4　言語機能（チャート参照）

　以上のように聴力や視力の問題，意識障害，知的機能の障害や言語以外の高次脳機能障害などについてチェックを行い，重篤な障害が認められない場合，初めて言語機能の問題に全面的に取り組むことが可能となる．聴く，話す，読む，書く，4つの言語様式について，どこにどのような問題があるか，整理する．

　言語様式別にチャートに従ってみていくことにする(4, 5頁参照)．チャートは難易度の高いレベルからはじまり，そのレベルが困難であれば徐々に難易度を下げていくというように配置してある．

問題点の整理と適切な訓練導入までの流れ

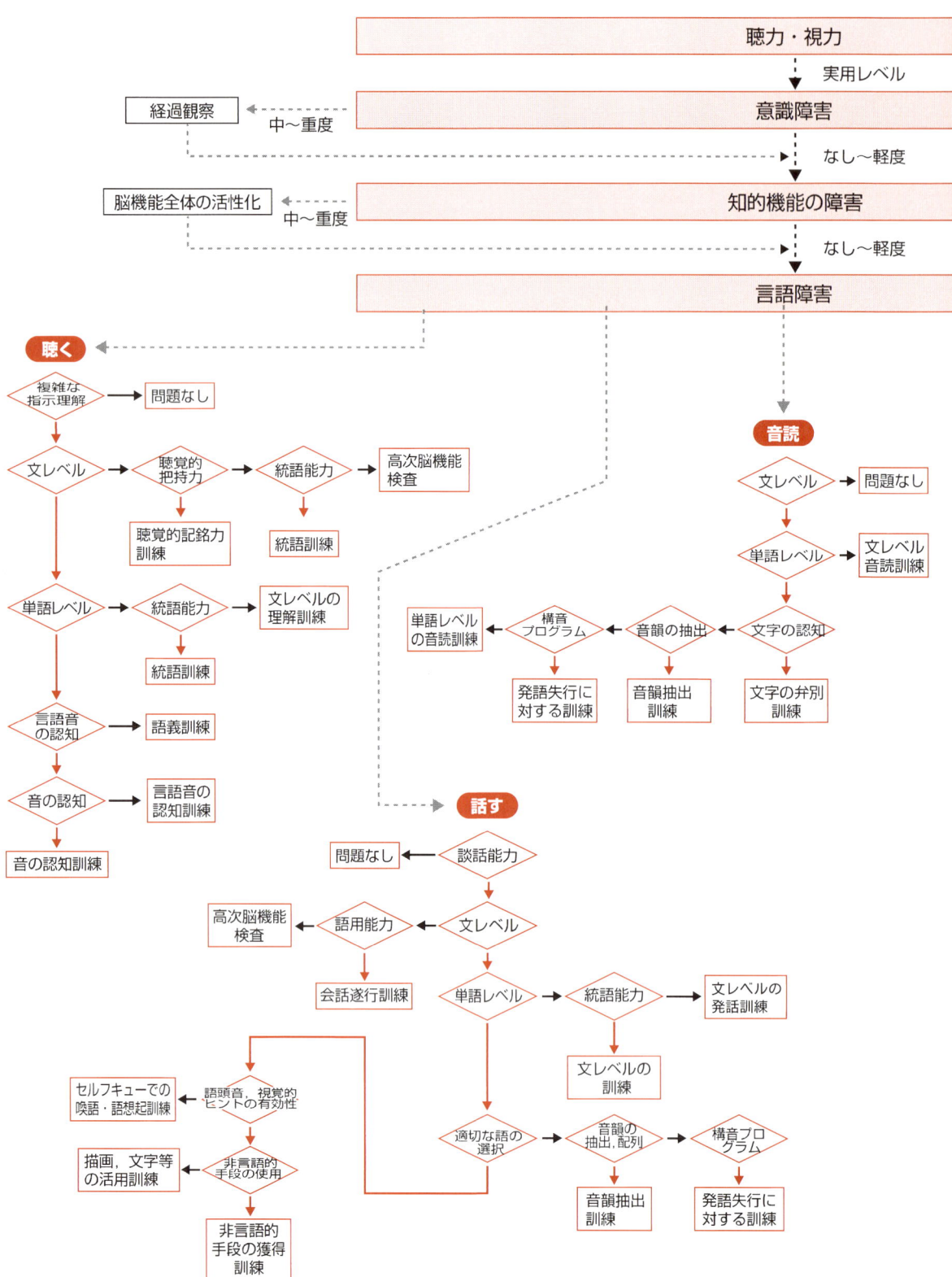

チェックリストを用いた臨床観察
文字の指差しによる見当識の確認

RCPM
コース立方体組み合せテスト
WAIS-R 動作性

書く

文章レベル → 問題なし
↓
文レベル → 作文訓練
↓
単語レベル → 統語能力 → 短文レベルの書字訓練
　　　　　　　↓
　　　　　　統語訓練
↓
適切な語の選択 → 書取 → 語想起訓練・単語レベルの書字訓練併用
↓
適切な文字の選択 ← 音韻の抽出 → 語義訓練・語想起訓練併用
　　　　　　　　　　↓
　　　　　　　　音韻抽出訓練
↓
文字の形態想起 → 書字運動企画 → 単語レベルの文字マッチング訓練と模写
↓
図形の認知 → 構成障害など行為面の検査
↓
図形・文字マッチング模写訓練

読む

文章レベル → 問題なし
↓
文レベル → 統語能力 → 記銘力 → 高次脳機能訓練
　　　　　　↓　　　　　↓
　　　　　統語訓練　記銘力訓練
↓
単語レベル → 統語能力 → 文レベルの読解訓練
　　　　　　　↓
　　　　　　統語訓練
↓
文字の弁別 → 単語レベルの読解訓練
↓
視覚認知・視空間認知 → 文字の弁別訓練
↓
視空間認知機能の評価

──▶ 実用レベル
──▶ 非実用レベル

I 問題点の整理と適切な訓練導入までの流れ

聴く

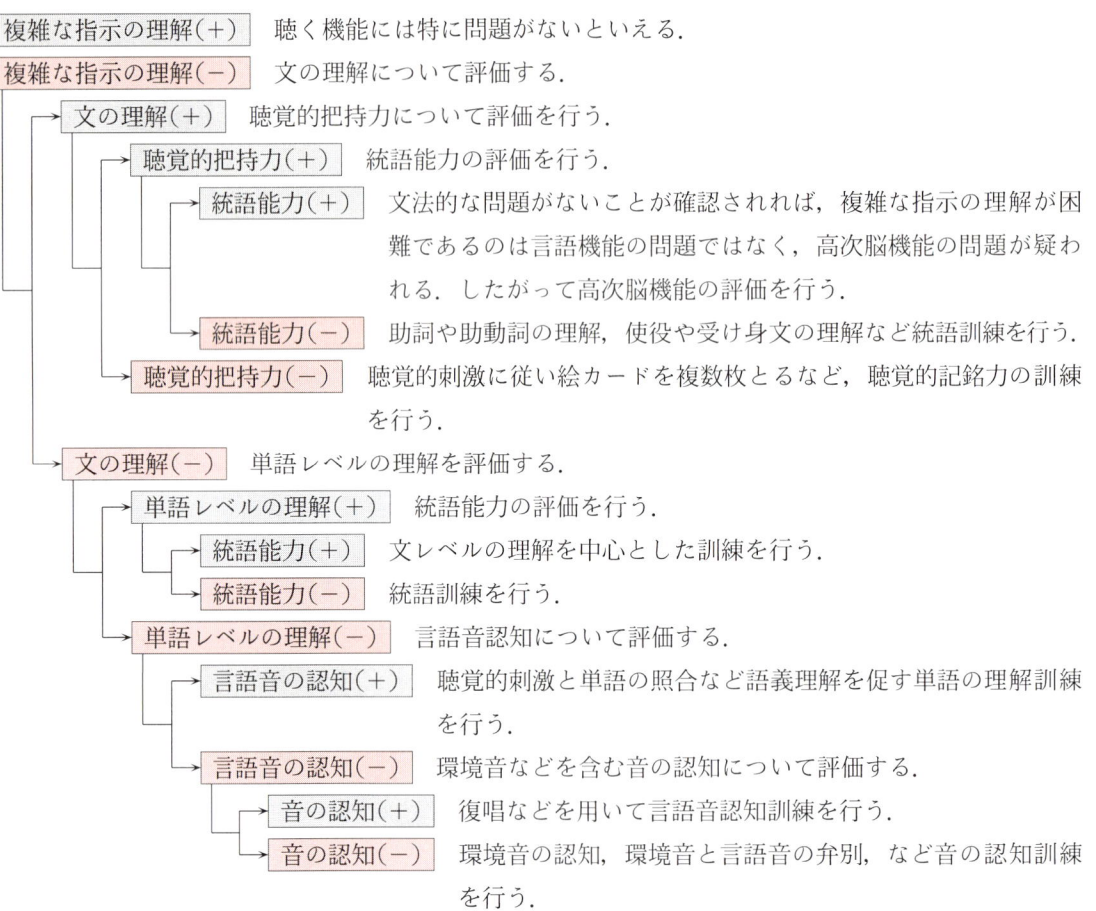

（＋）：実用レベル
（－）：非実用レベル

Ⅰ 問題点の整理と適切な訓練導入までの流れ

話す

- **談話能力（＋）** 通常の会話を特に問題なくこなすことができる，すなわち談話能力が十分に保たれていれば話す機能に特に問題はないと考えられる．
- **談話能力（－）** 文レベルの発話の可否について評価を行う．
  - **文レベル（＋）** 場面に応じた発話が可能かなど語用能力の評価を行う．
    - **語用能力（＋）** 言語以外の高次脳機能の問題を疑い，評価を行う．
    - **語用能力（－）** 場面に応じた発話，場面の理解を含む会話遂行訓練を行う．
  - **文レベル（－）** 単語レベルの評価を行う．
    - **単語レベル（＋）** 統語能力の評価を行う．
      - **統語能力（＋）** 文レベルの発話訓練を行う．
      - **統語能力（－）** 助詞の操作など文法を含め，文レベルの発話の訓練を行う．
    - **単語レベル（－）** 適切な語の選択が可能であるか評価を行う．
      - **適切な語の選択（＋）** 音韻の抽出，配列について評価を行う．
        - **音韻の抽出，配列（＋）** 構音プログラムについて評価を行う．
          - **構音プログラム（－）** 発語失行の問題が疑われ，発語失行に対する訓練を行う．
        - **音韻の抽出，配列（－）** 語頭，語中，語尾など音韻を適切に抽出する訓練を行う．
      - **適切な語の選択（－）** 語頭音，視覚的ヒントの有効性について評価する．
        - **語頭音，視覚的ヒントの有効性（＋）** 与えられた手がかりではなく自己産生キュー（セルフキュー）を使用した喚語・語想起訓練を行う．
        - **語頭音，視覚的ヒントの有効性（－）** 非言語的手段の使用について評価する．
          - **非言語的手段の使用（＋）** 描画，文字等を補助手段として活用する訓練などを行う．
          - **非言語的手段の使用（－）** 描画，ジェスチャーなど非言語的手段の獲得訓練を行う．

7

I　問題点の整理と適切な訓練導入までの流れ

音読

　音読については，読むという点では読解と共通項を持つが，音の産生という側面に注目すると，話す様式とも共通する部分がある．ここでは話すと読むとの中間に位置するものとして独立に扱う．

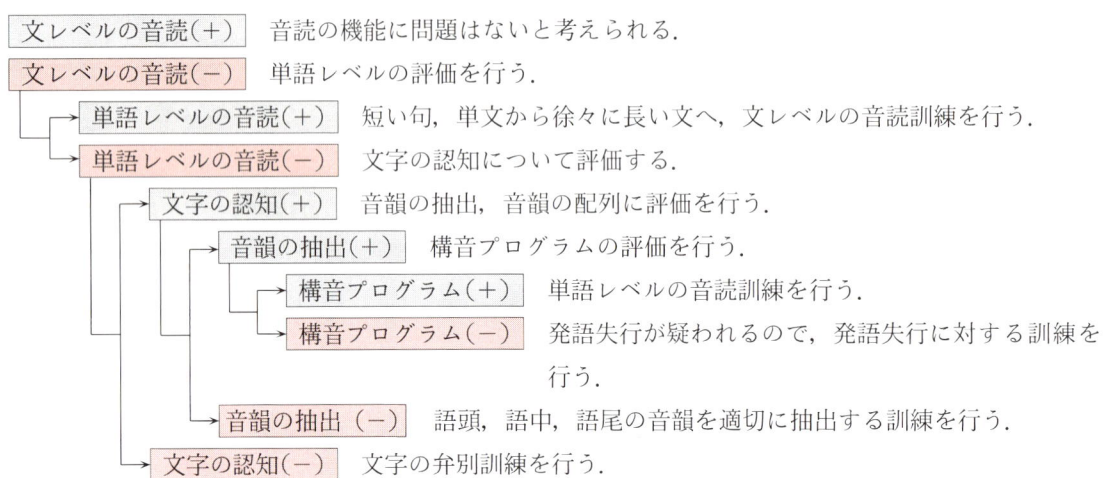

文レベルの音読（＋）	音読の機能に問題はないと考えられる．
文レベルの音読（－）	単語レベルの評価を行う．
単語レベルの音読（＋）	短い句，単文から徐々に長い文へ，文レベルの音読訓練を行う．
単語レベルの音読（－）	文字の認知について評価する．
文字の認知（＋）	音韻の抽出，音韻の配列に評価を行う．
音韻の抽出（＋）	構音プログラムの評価を行う．
構音プログラム（＋）	単語レベルの音読訓練を行う．
構音プログラム（－）	発語失行が疑われるので，発語失行に対する訓練を行う．
音韻の抽出（－）	語頭，語中，語尾の音韻を適切に抽出する訓練を行う．
文字の認知（－）	文字の弁別訓練を行う．

（＋）：実用レベル
（－）：非実用レベル

Ⅰ 問題点の整理と適切な訓練導入までの流れ

読む

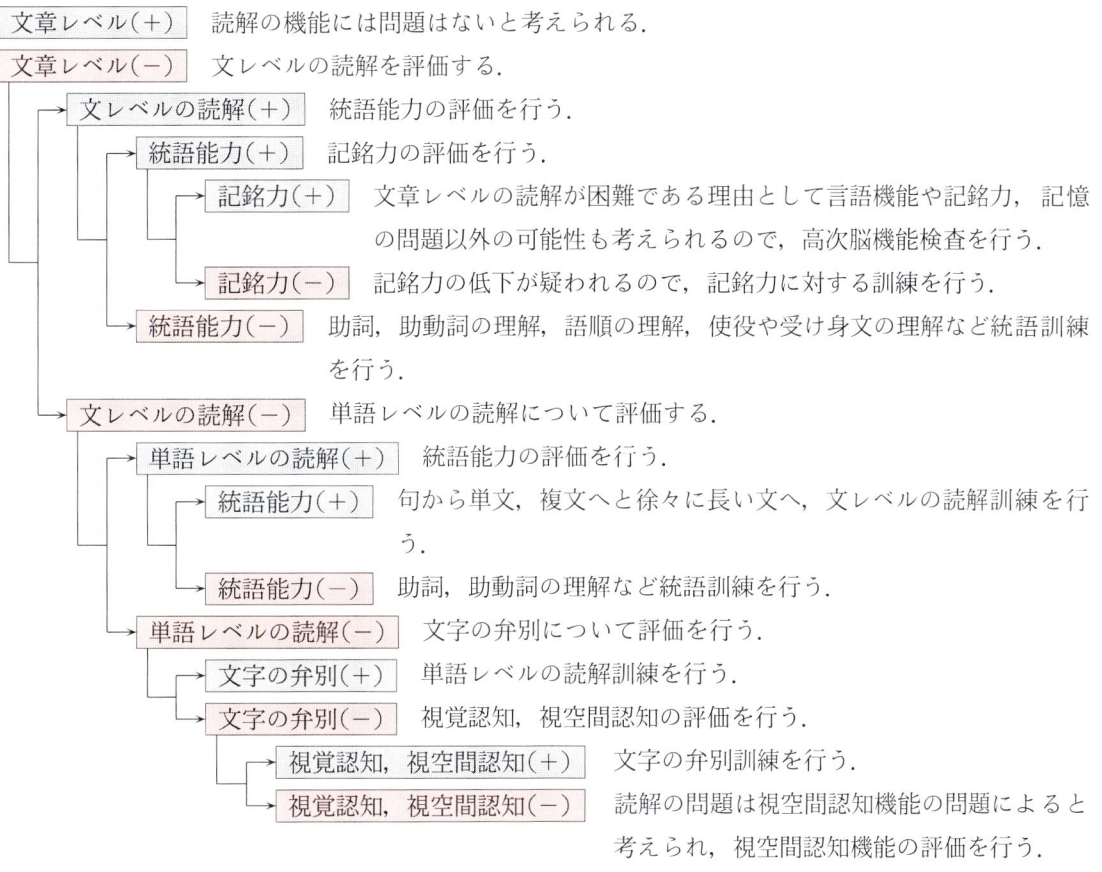

① 問題点の整理と適切な訓練導入までの流れ

書く

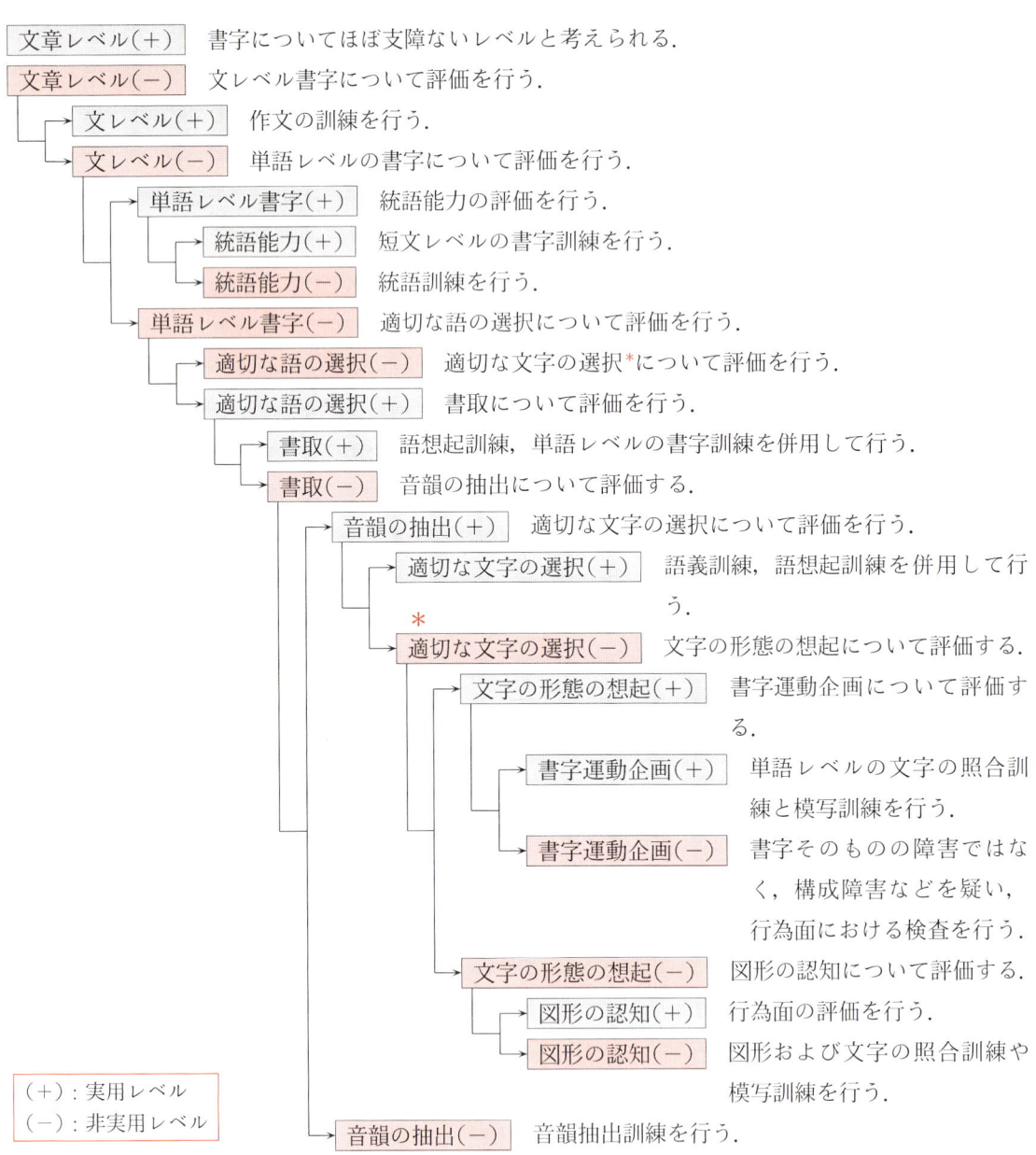

以上のように，聴く，話す，読む，書くの4つの言語様式別に，各々の失語症患者について，実際に何が可能であり，何が難しいか，それはどのレベルの問題であるかを明確にし，言語機能の状況を客観的に把握することが重要である．

　特定の言語症状は時には，特定の大脳の損傷部位と関係していることがある．したがってその対応についても考慮が必要である．

　失語症は大きくいくつかのタイプに分類することができる．しかし同じ失語症のタイプに分類された場合であっても原因疾患の種類，脳の損傷部位，損傷の大きさ，年齢などによっても症状が微妙に異なる．全く同じ症状をもつ失語症患者に遭遇することはまずないといってよい．

　ここで用いたチャートは言語様式別，難易度のレベル別となっているが，すべての言語症状をとらえられるものではない．このチャートはあくまでも1つの目安である．目安として参考にしながら，個々の失語症患者の言語症状を客観的に把握し，症状に適合した訓練計画を立案することが重要である．

　症状の改善が意図したようにはかどらない場合，訓練プログラムにおいて見落とした部分がないかどうか，このチャートをたどって確認するなどの利用法もある．

II 教材の使用について

1 本書の構成

　本書では，教材を言語様式別ではなく，処理の単位に従って，「言語音」・「文字のレベル」，「単語のレベル」，「文のレベル」，さらに運動機能の問題が含まれる「口頭表出」，「書字表出」，解法に単一の処理ではなく，いくつかの処理を必要とする「総合課題」，に分類した．教材は一般的には言語様式別，難易度別に分類されたほうが位置づけが明確である．しかし本書で処理の単位によって分離した根拠は，たとえば「聴く」で出てくる教材が，実は入力の様式が異なるだけで「読む」にも登場する，などということが終始起こり，整理をする際には煩雑であることがわかったためである．

　そこで，**言語様式別のチャート**（15頁）において，それぞれの教材が言語機能のいずれの部分を対象としているか，どこに位置する教材であるか，ということが参照できる構成にした．各教材に付与されている番号と同じ番号を15頁のチャート上で探すことにより，使用する教材が言語機能のどの部分の改善を目的としたものであるか，確認することができる．

　また同一の項目については，まず

a．異同弁別や照合など正誤の判定を行うレベル，

b．多肢選択など答えは呈示されている状況で適切な選択を行うレベル，

c．刺激に対応する適切な反応を自発的に行うレベル，

の3段階の難易度に分類した．すなわちaが最も容易で，次いでb, cの順に難易度は上がるようになっている．

II　教材の使用について

それぞれの教材については以下のような形式でまとめられている．

【対　象】　どのような言語症状を示す，あるいはどのようなところに問題をもつ場合に当該の教材が適切であるか，ということに関する目安．

【ポイント】　その教材が言語機能の中で，どの部分の改善を目指すものなのか．

【使用法】　刺激の内容，刺激の呈示方法，反応方法など具体的な教材の使用法．

【教　材】　課題の施行に必要となる具体的な素材．

【留意点】　課題を指示通りに施行することが困難である場合，どのようなヒントを呈示するか，反応形態をどのように変化させるか，どのように難易度を下げるか，など．

【応　用】　課題の施行が順調であった場合，刺激の数や指示方法の変化など難易度を上げるためのヒントや，同時期に施行することが望ましい課題など，応用について．

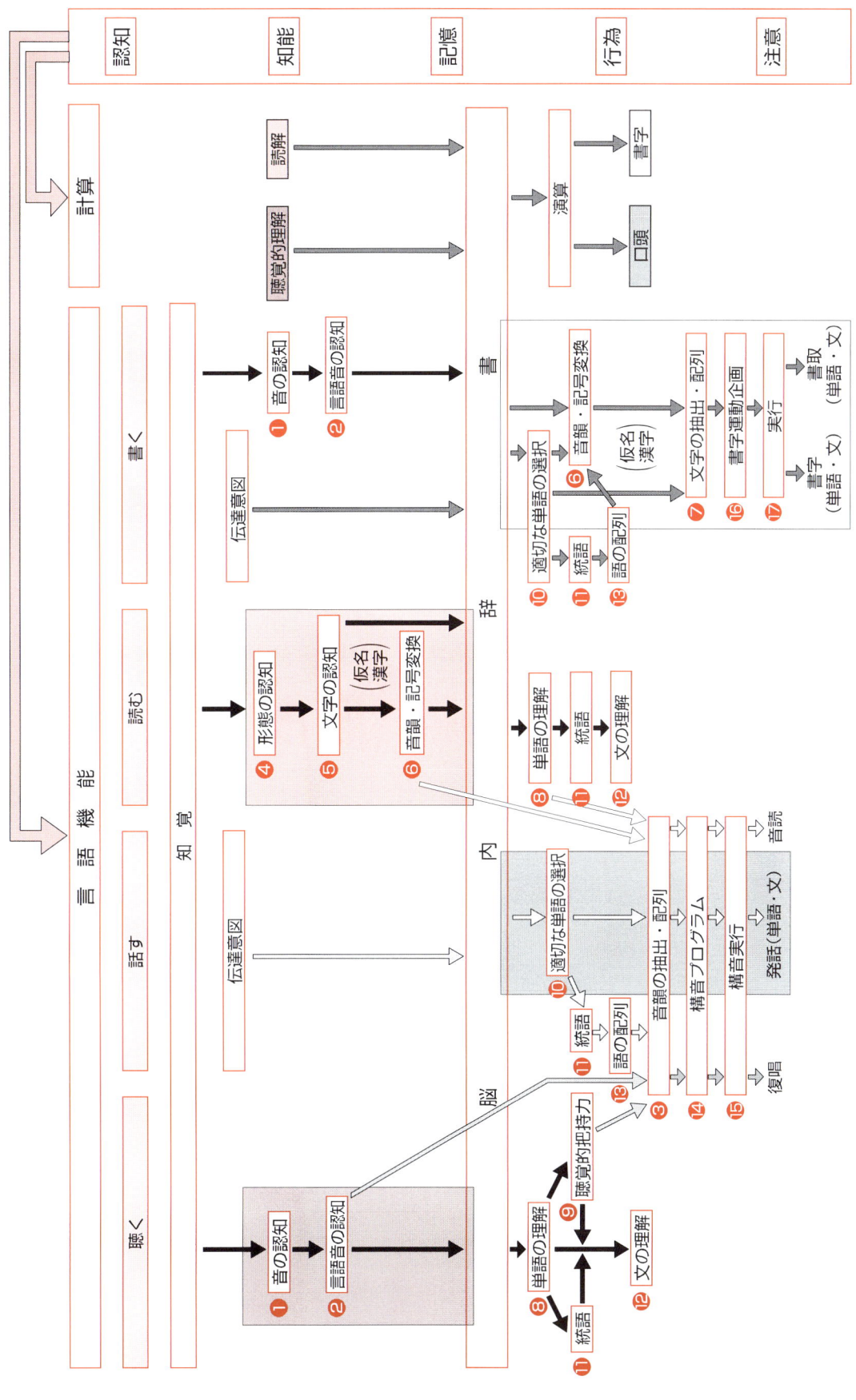

Ⅱ 教材の使用について

2 教材

A. 言語音・文字の認知

この項では，環境音や言語音の認知，モーラの分解，音韻の抽出・配列，あるいは図形や文字の認知，さらには文字から音韻へ，音韻から文字へなど音韻・記号変換など，課題を施行するに際して基本的に必要とされる言語音や文字の適切な認知を促す教材がまとめられている．

1. 音の認知 ❶ （20〜21 頁）

音の認知では，環境の中で聞こえてくる音について，呈示された 2 つの音が同一であるか，異なるかを判断する，あるいは，呈示された音の音源を複数の選択肢から選び，同定する．

2. 言語音の認知 ❷ （22〜25 頁）

聴覚的に呈示された言語音について，2 つの言語音の異同弁別，あるいはまた聴覚的に呈示された単語について，いくつのモーラで構成されているか，モーラ数の異同弁別，モーラ数の同定を行う，などの教材を含む．

3. 音韻の抽出・配列 ❸ （26〜29 頁）

音韻の抽出・配列では，聴覚的に呈示された単語の中に特定の音韻が含まれているか否かの弁別，語中，特定の位置に音韻が含まれるか否かの判断，特定の音韻が語中いずれの位置に含まれるかの同定，聴覚的に呈示された音系列が実在する単語であるか否かの弁別などを行う．

4. 形態の認知 ❹ （30〜31 頁）

視覚的に呈示された 2 つの図形の異同弁別，物品の部分と全体との絵による照合など，視覚的に呈示された図形や絵の認知を促す．

5. 文字の認知 ❺ （32〜34 頁）

漢字，仮名，など各種の文字について，視覚的に呈示された文字ならびに形態は類似するが実在しない字から実在する文字を選択する，形態の類似した文字から正しい文字を選択する，対で呈示された単語から共通する文字を選ぶ，などを行う．

6. 音韻・記号変換 ❻ （35〜38 頁）

仮名文字について，言語音の認知は保たれている場合（⑥‐b は正答する），仮名文字との対応を確実にする目的で聴覚的に呈示された語音と視覚的に呈示された仮名文字との異同弁別，同定，また書取を行う．

7. 文字の抽出・配列 ❼ （39〜45 頁）

漢字と仮名など異なる文字同士の異同弁別，異なる文字の同定，選択肢から適切な文字を適切に配列し単語を作る，漢字について偏と旁の組み合わせ，漢字から仮名，あるいは平仮名から片仮名など異なる文字への変換，視覚的に提示された文字列から有意味語を選択する，などを行う．

B. 単語の理解・産生

単語の理解・産生の項には単語レベルにおける言語音と事物，文字と事物との関係，事物と事物との意味的関係の確認を促す教材をまとめた．同時に文レベルの処理に必要とされる聴覚的把持力の改善を促す教材など，意図した内容に合致する語を脳内辞書の中から適切に選択し，産生する過程で必要とされる教材が加えられている．

1. 単語の理解 ❽ （46〜54 頁）

名詞ならびに形容詞について，聴覚的に音声で，もしくは視覚的に文字で呈示された単語と絵を照合する，語と語との関係の有無を判断する，同義語の判断，などを行う．単に音声もしくは文字に対応する絵を選択するだけでなく，その語に関連のある語についても確認を行い，語の意味理解を深める．

2. 聴覚的把持力 ❾ （55〜57 頁）

聴覚的に呈示された語順と視覚的に提示された絵カードの順番とを照合する，聴覚的に呈示された語順に合う順に並んだ絵カードを選択する，聴覚的に呈示された刺激に応じ絵カードを選ぶ，などを行う．

3. 適切な単語の選択 ❿ （58〜66 頁）

聴覚的に，あるいは視覚的に文字で呈示された文と絵カードを照合する，文脈に合う語を選択する，対語，反意語の選択，文脈に応じた語の想起，慣用句，諺の想起などを行う．

> Ⅱ　教材の使用について

C. 文の理解・産生

　　文の理解・産生の項では文の理解・産生を適切に行うために必要な，語順や助詞の理解など統語の問題，文の理解，文の構成に関する教材が整理されている．文の産生にかかわる教材は「F．総合問題」の中にまとめた．

1. 統語 ⓫ （67～75 頁）
ⅰ）語順の理解

　　語順に注目して聴覚的に呈示された文と絵カードの照合，聴覚的刺激に合う絵カードを選択する，絵の内容に合うように文節カードを適切に配列する，などを行う．

ⅱ）助詞の理解

　　格助詞に注目して聴覚的に，あるいは視覚的に文字で呈示された文の正誤判定，適切な助詞の選択，適切な動詞の選択，助詞部分の補完，などを行う．

2. 文の理解 ⓬ （76～79 頁）

　　視覚的に文字で呈示された文内容の正誤判定，情景画に適合した問いの答えを選択，口頭命令（あるいは書字命令）に従う，など，文の理解を促す課題を行う．

3. 語の配列 ⓭ （80～81 頁）

　　語の配列に注目して聴覚的に，あるいは視覚的に文字で呈示された文の正誤判定をする，文節を適切に並べ替える，などを行う．

D. 口頭表出 ⓮⓯ （82～87 頁）

　　口腔顔面失行，発語失行，運動障害性構音障害などを合併する場合は，舌，下顎，口唇，頬など構音器官の運動，目標とする音の産生，復唱，目標音と類似音の出し分け，数字，曜日，干支など系列語の斉唱などが必要となる．いわゆる言語機能のみならず，運動機能にかかわる教材もここにまとめてある．

E. 書字表出 ⓰⓱ （88～92 頁）

　　構成障害など行為の問題を合併する場合には，書くという行為そのものを対象とした働きかけが必要である．この項では簡単な図形，文字のなぞり書きなど，書く行為を対象とした教材をまとめた．

F. 総合課題 (93〜106頁)

　　この項にまとめられている教材を施行するためには，言語機能の特定の部分ではなく，複数の機能が必要とされる．絵カードの説明や漫画説明はまとまりのある内容の発話や書字を促す課題である．これらの課題では喚語能力と統語力を必要とする．ニュース記事の要約では聴覚的理解力，読解力，書字能力が必要とされる．言語障害の程度が軽度の場合にクロスワードや日記，しりとり，なぞなぞなどが適用される．クロスワードでは喚語能力と読解力を必要とするし，日記をつけるには記銘力や書字力が必要とされる．しりとりでは喚語力やモーラ抽出力，モーラ分解力が必要であるし，なぞなぞでは聴覚的理解力と喚語力を必要とする．他方，コミュニケーション能力にかかわる教材もこの項に含まれる．場面設定の教材やPACE(Promoting Aphasics' Communicative Effectiveness)で用いられる教材は，1つの表現様式にこだわることなく，使用可能な様式へ速やかに切り替えることを要求する課題である．その意味で，これらの課題は総合課題に分類されるべきものである．

A　言語音・文字の認知　　1. 音の認知 ❶

❶-a　これからある音を聞いていただきます．その音はこの絵に描かれているものの音でしょうか？　合っていれば○，違っていれば×とお答え下さい．

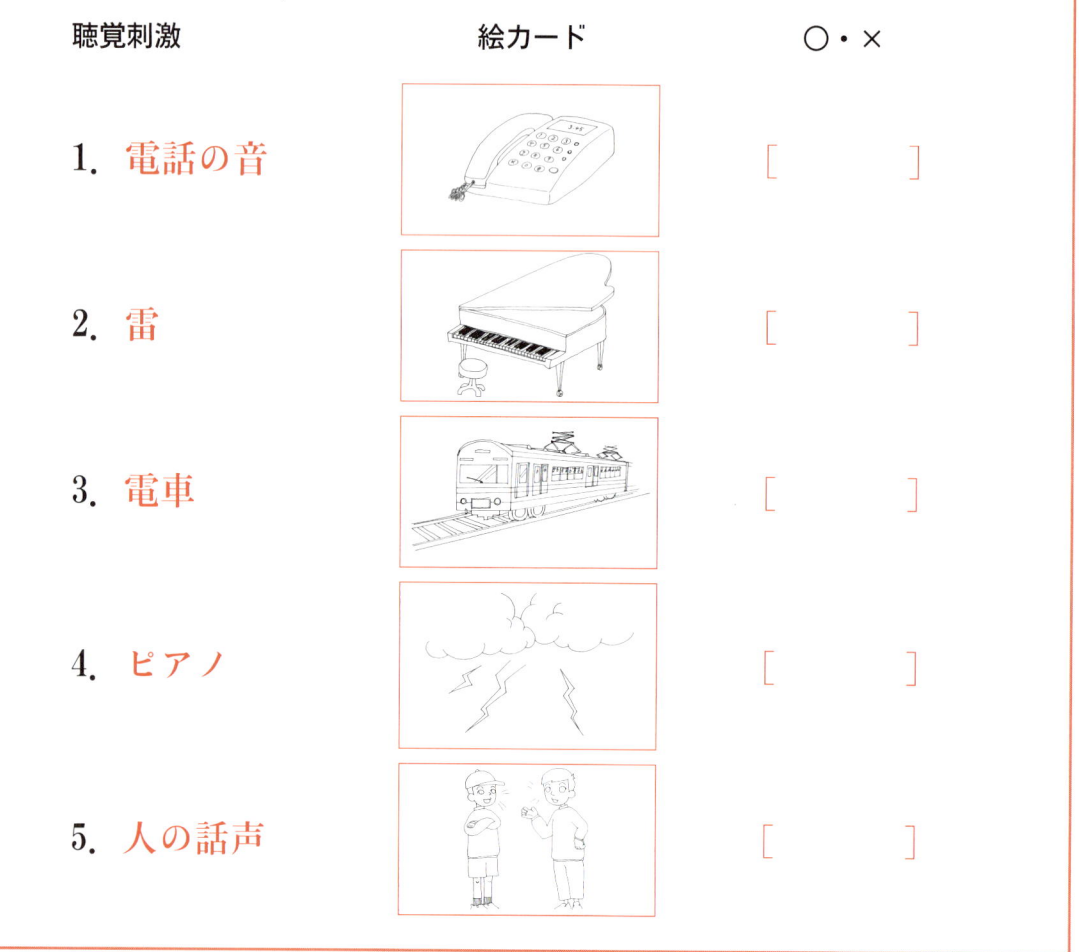

聴覚刺激　　　　　絵カード　　　　　○・×

1. 電話の音　　　　　　　　　　　　　[　　]
2. 雷　　　　　　　　　　　　　　　　[　　]
3. 電車　　　　　　　　　　　　　　　[　　]
4. ピアノ　　　　　　　　　　　　　　[　　]
5. 人の話声　　　　　　　　　　　　　[　　]

【対　象】　聴力は保たれているが，環境音の認知が難しい患者．
【ポイント】　環境音の認知について改善を図る．
【使用法】　環境音と音源を示す絵を呈示し，聴覚的に呈示された音と，音源を示す絵とが合っているか否かを判定する．
【教　材】　録音された環境音と環境音の音源となる絵を用意する．
【留意点】　○・×の記入が難しい場合には，○・×を描いた用紙を指さす．
【応　用】　1）はじめに環境音のみ呈示し，その後で，音源を示す絵を呈示する．
　　　　　　2）環境音の音源を絵ではなく文字で呈示する．
　　　　　　3）刺激と異なる絵については，呈示した環境音との音響的な類似［例：「おぎゃー」と「ニャオー」など］，カテゴリーを考慮し，難易度を調節する．

A 言語音・文字の認知　1. 音の認知 ❶

❶-b　これから聞いていただく音は何の音でしょうか？　下の絵の中から選んで指さして下さい．

聴覚刺激

1. 電話の音　　4. ピアノ

2. 雷　　　　　5. 人の話声

3. 電車

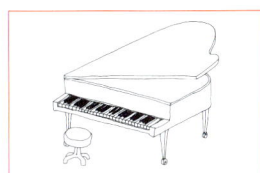 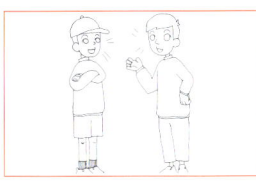 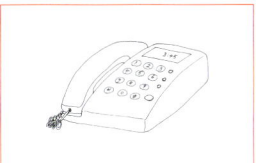

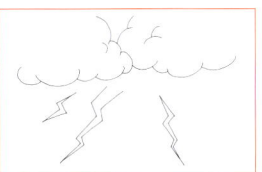 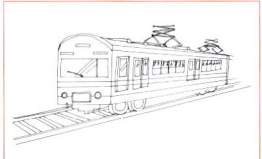

【対　象】聴力は保たれているが，環境音の認知が難しい患者．
【ポイント】環境音の認知について改善を図る．
【使用法】環境音を聴覚的に呈示し，複数の絵（または写真）の中から音源を選択する．
【教　材】録音された環境音と，環境音の音源を示す絵（または写真）を用意する．
【留意点】適切な反応が得られない場合には，音源を再度呈示する．
【応　用】1）音源を示す絵の数を増やす．
　　　　　2）音源の絵の選び方において難易度を考慮する．
　　　　　　＊音響的な類似［例：「おぎゃー」と「ニャオー」］
　　　　　　＊意味的関連［例：自動車，電車］
　　　　　3）音源を絵ではなく文字で呈示する．
　　　　　4）呈示した環境音が何の音か，口頭または書字で答える．

A　言語音・文字の認知　　2. 言語音の認知 ❷

❷-a (1)　2つの音（おん）を私が言います．2つの音（おん）が同じなら ○，異なっていれば × を指さして下さい．

	聴覚刺激	カード
1.	た　た	○ ・ ×
2.	た　か	○ ・ ×

【対　象】環境音と言語音の弁別は可能で，言語音の認知に障害のある患者．
【ポイント】言語音の聴覚的弁別を促し，言語音認知の改善を図る．
【使用法】口型の手がかりなしで聴覚的に順次呈示された2つの言語音について，同じ音か否かを判定する．
【教　材】判定する対の言語音を用意する．
【留意点】1）一度で判断できない場合，繰り返し聴覚刺激を呈示する．
　　　　　2）聴覚刺激のみでは弁別が困難な場合，視覚刺激として口型を同時に呈示する．
【応　用】弁別素性が1つ異なり，聴覚的に近似した言語音の対（有声・無声；/ba/-/pa/など，無声子音間；/pa/-/ka/など，有声子音間；/da/-/ga/など）を用いる．

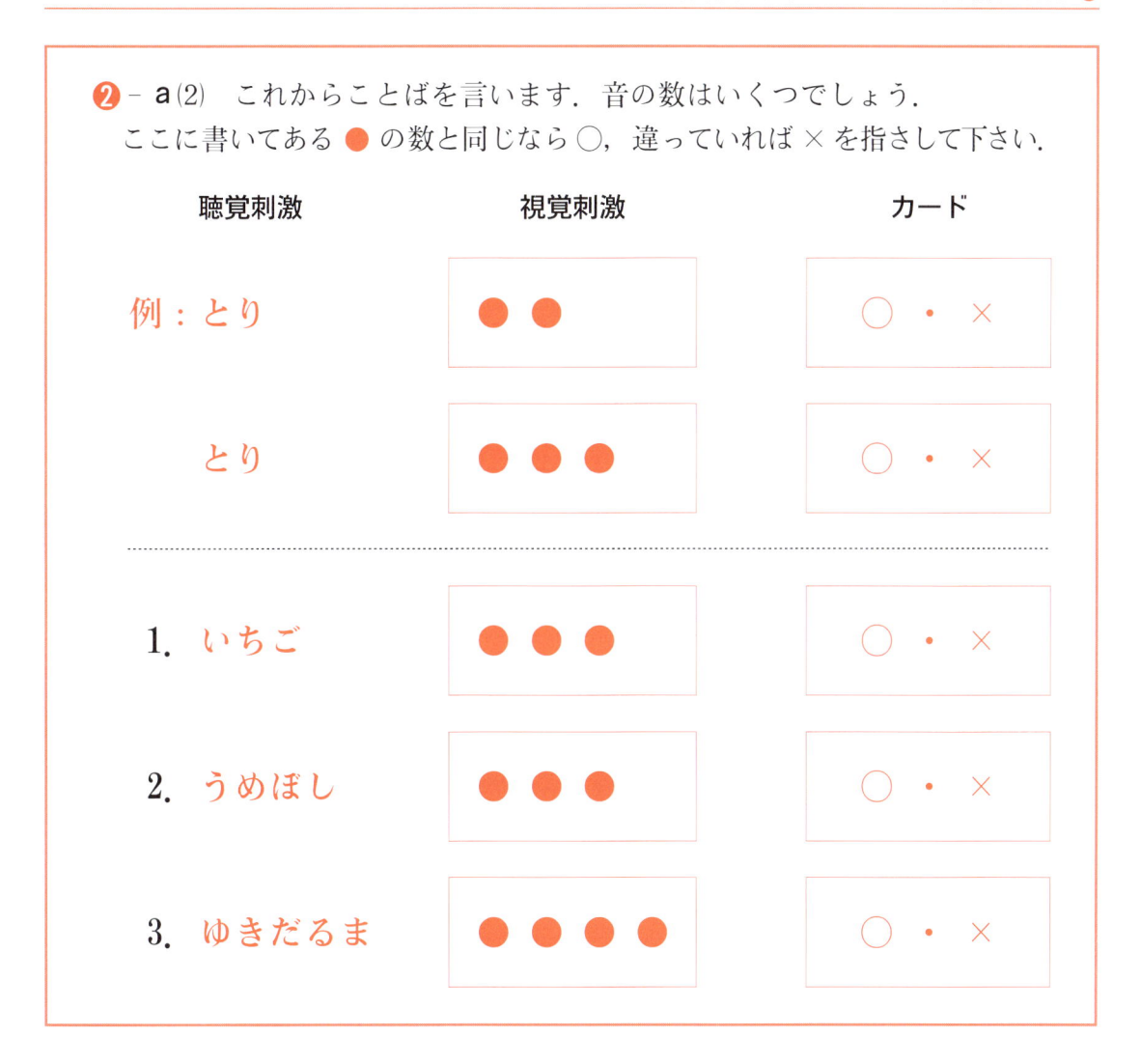

A 言語音・文字の認知　2. 言語音の認知 ❷

❷-a(2)　これからことばを言います．音の数はいくつでしょう．
　ここに書いてある ● の数と同じなら ○，違っていれば × を指さして下さい．

聴覚刺激	視覚刺激	カード
例：とり	● ●	○ ・ ×
とり	● ● ●	○ ・ ×
1. いちご	● ● ●	○ ・ ×
2. うめぼし	● ● ●	○ ・ ×
3. ゆきだるま	● ● ● ●	○ ・ ×

【対　象】　言語音の認知に障害のある患者．
【ポイント】　単語をモーラに分解することで，言語音認知の改善を図る．
【使用法】　単語を聞き，モーラの数が ● の数と同じかどうか正誤の判定をする．
【教　材】　聴覚的に呈示する単語と，それらの単語のモーラ数と同じ（または異なる）数の ● を描いたカードを用意する．
【留意点】　モーラ分解が容易でない場合，
　　　　　　1）単語を1音1音区切ったものを聞き，● を指さしながら正誤を判定する．
　　　　　　2）ゆっくり斉唱しながら，● を指さし，正誤を判定する．
【応　用】　1）モーラ数の多い単語を用いる．
　　　　　　2）長音，促音，拗音など特殊な音韻を含む単語を用いる．

A 言語音・文字の認知　2. 言語音の認知 ❷

❷-b　これからことばを言います．聞こえた音の数と同じ数はどれでしょうか．

聴覚刺激

例：とり　　［　2　］

うめぼし　　［　　］
あめ　　　　［　　］
いちご　　　［　　］

カード

1 ●　　2 ●●　　3 ●●●　　4 ●●●●

【対　象】言語音の認知に障害のある患者．
【ポイント】単語をモーラに分解し，言語音の認知について改善を図る．
【使用法】単語を聞き，モーラと同数の ● を選択．
【教　材】聴覚的に呈示する単語と，モーラ数を ● で示した選択肢を用意する．
【留意点】モーラ分解が容易でない場合，5個程度の ● を描いた図版を用意し，
　　　　　1）単語を1音1音区切ったものを聞きながら，図版の ● を指さし，モーラ数を確認する．
　　　　　2）ゆっくり斉唱しながら，図版の ● を指さし，モーラ数を確認する．
【応　用】1）モーラ数の多い単語を用いる．
　　　　　2）長音，促音，拗音など特殊な音韻を含む単語を用いる．

A　言語音・文字の認知　　2．言語音の認知 ❷

❷-C　これからことばを言います．聞こえた音の数だけチップを並べましょう．

聴覚刺激

例：とり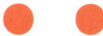

1. はさみ
2. みず
3. つめきり
4. こぜにいれ
5. め

【対　象】言語音の認知に障害のある患者．
【ポイント】単語をモーラに分解し，言語音認知の改善を図る．
【使用法】単語を聞き，音の数だけチップを並べる．
【教　材】聴覚的に呈示する単語とチップを用意する．
【留意点】モーラ分解が容易でない場合，
　　　　　1) 単語を1音1音区切ったものを聞き，チップを並べる．
　　　　　2) ゆっくり斉唱しながら，チップを並べる．
【応　用】1) モーラ数の多い単語を用いる．
　　　　　2) 長音，促音，拗音など特殊な音韻を含む単語を用いる．

A 言語音・文字の認知　　3. 音韻の抽出・配列 ❸

❸-a(1)　これからことばを言います．"た"という音の入っていることばが聞こえたら教えて下さい．

聴覚刺激

たぬき　　かつら　　つばめ　　いたち

かるた　　といれ　　たおる

【対　象】音韻の抽出が困難な患者．
【ポイント】モーラ数が同じ単語から特定の音韻を抽出する．
【使用法】3モーラ語を聞き，そのなかに"た"という音韻があるか否かを判定する．
【教　材】聴覚的に呈示する3モーラ語(「語頭」・「語中」・「語尾」のいずれかの位置に"た"という音韻を含む)および"た"という音韻を含まない単語を用意する．
【留意点】音韻の抽出が困難な場合，
　　　　　1) 単語を1音1音区切ったものを聞き，"た"という音韻の有無を判定する．
　　　　　2) ゆっくり斉唱し，"た"という音韻があるか否かを判定する．
【応　用】1) "た"以外の音韻で行う．
　　　　　2) 単語のモーラ数を増やす．

A 言語音・文字の認知　3. 音韻の抽出・配列 ❸

❸-a(2) これからことばを言います．そのことばの中には"た"という音が入っています．(を指さしながら)"たいこ"のようにことばの最初に"た"が入っていたら教えて下さい．

カード

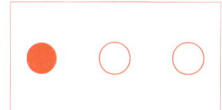

（●に注目するように指示を出しておく）

聴覚刺激

たらこ　　あたま　　まぶた　　ほたる

あした　　たいや　　こたつ

【対　象】音韻の抽出が困難な患者．
【ポイント】モーラ数の同じ単語から特定の音韻の位置を把握する．
【使用法】「語頭」・「語中」・「語尾」のいずれかの位置に"た"という音韻をもつ3モーラ語を聞き，「語頭」に"た"という音韻があるか否かを判定する．
【教　材】聴覚的に呈示する3モーラ語(「語頭」・「語中」・「語尾」のいずれかの位置に"た"という音韻を含む単語)と，ターゲットの音の位置を●で示したカードを用意する．[例:「たいこ」の場合,「● ○ ○」]
【留意点】"た"という音韻の位置の同定が困難な場合，
　　　1) 単語を1音1音区切ったものを聞き，"た"という音韻が「語頭」にあるか否かを判定する．
　　　2) ゆっくり斉唱し，"た"という音韻が「語頭」にあるか否かを判定する．
【応　用】1) 目標とする音の位置を「語中」，あるいは「語尾」に変えて行う．
　　　2) "た"以外の音韻で行う．
　　　3) 単語のモーラ数を増やす．

A　言語音・文字の認知　　3. 音韻の抽出・配列 ❸

❸-C　これからことばを言います．そのことばの中には"た"という音が入っています．（○を指さしながら）どの位置に"た"という音があるか，○を指さして下さい．

カード

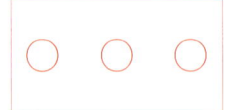

聴覚刺激

たぬき　　かたち　　こたえ　　たいこ

あした　　たまご　　ひたい

【対　象】音韻の抽出が困難な患者．
【ポイント】モーラ数の同じ単語から特定の音韻の位置を把握する．
【使用法】「語頭」・「語中」・「語尾」のいずれかの位置に"た"という音韻を含む単語を聞き，"た"という音韻の位置を示す．
【教　材】聴覚的に呈示する3モーラ語（「語頭」・「語中」・「語尾」のいずれかの位置に"た"という音韻を含む単語）と，「○　○　○」と描いたカードを用意する．
【留意点】"た"という音韻の位置の同定が困難な場合，
　　　　　1) 単語を1音1音区切ったものを聞き，"た"という音韻がどこにあるかを判定する．
　　　　　2) ゆっくり斉唱し，"た"という音韻がどこにあるかを判定する．
　　　　　3) 単語を聞きながら1音ずつ○を指さしする．
【応　用】1) "た"以外の音韻で行う．
　　　　　2) 単語のモーラ数を増やす．

A　言語音・文字の認知　3．音韻の抽出・配列 ❸

❸-a(3)　これからことばを言います．絵の名称と合っているか合っていないかを教えて下さい．

絵カード　　　　　　　聴覚刺激

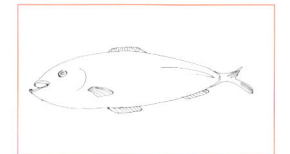

1. なかさ

2. かさな

3. さかな

【対　象】音韻の系列の認知に障害のある患者．
【ポイント】1）絵の名称に一致する音韻系列の認知を促す．
　　　　　 2）実在語と非実在語の聴覚的弁別を促す．
【使用法】呈示された音韻系列が絵の名称に該当するか否かを判定する．
【教　材】物品の絵と，その絵の名称を表す（または表さない）音韻系列を用意する．
　　　　　［例：「魚」の絵に対して「なかさ」「かさな」「さかな」］
【留意点】1回で判定できない場合，繰り返し聴覚刺激を呈示する．
【応　用】1）モーラ数の多い単語を用いる．
　　　　　 2）呼称や正しい語の復唱．

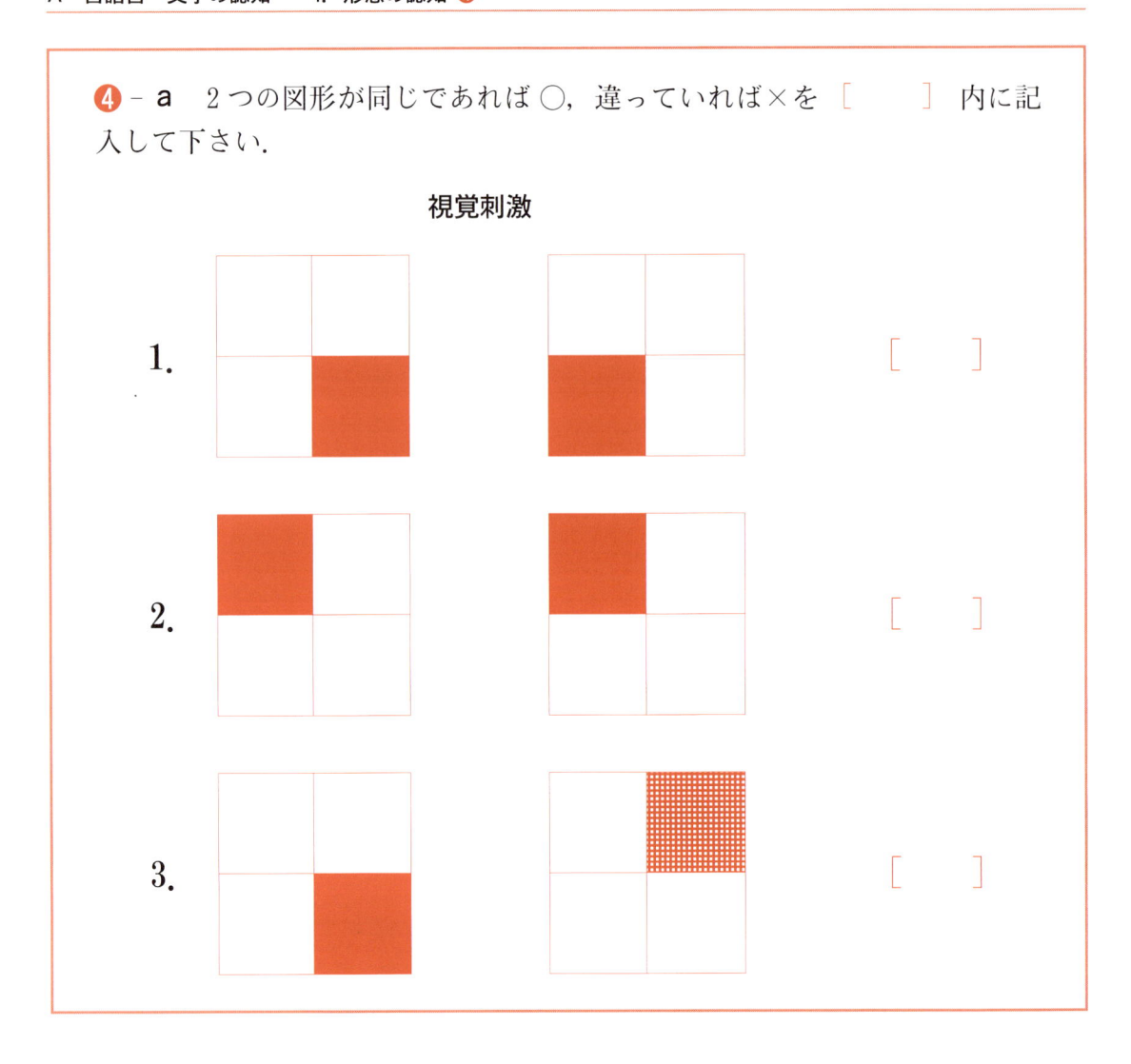

A 言語音・文字の認知　4. 形態の認知 ❹

❹-a　2つの図形が同じであれば○，違っていれば×を [　　] 内に記入して下さい．

視覚刺激

1. [　　]
2. [　　]
3. [　　]

【対　象】形態の認知に障害のある患者．
【ポイント】図形の細部に注目し，形態の弁別を促す．
【使用法】2つの図形の異同を判定する．
【教　材】同じ図形または異なる図形を2つ並べたプリントを用意する．
【留意点】1) ○・×の記入が困難な場合，○・×を指さす，yes-no の反応で示す．
　　　　　2) より簡単な図形の異同について判定する．
【応　用】1) 一方の図形を回転して呈示する．
　　　　　2) 2つの図形が異なる場合，異なる部分を具体的に口頭または指さしで示す．
　　　　　3) 図形の模写．

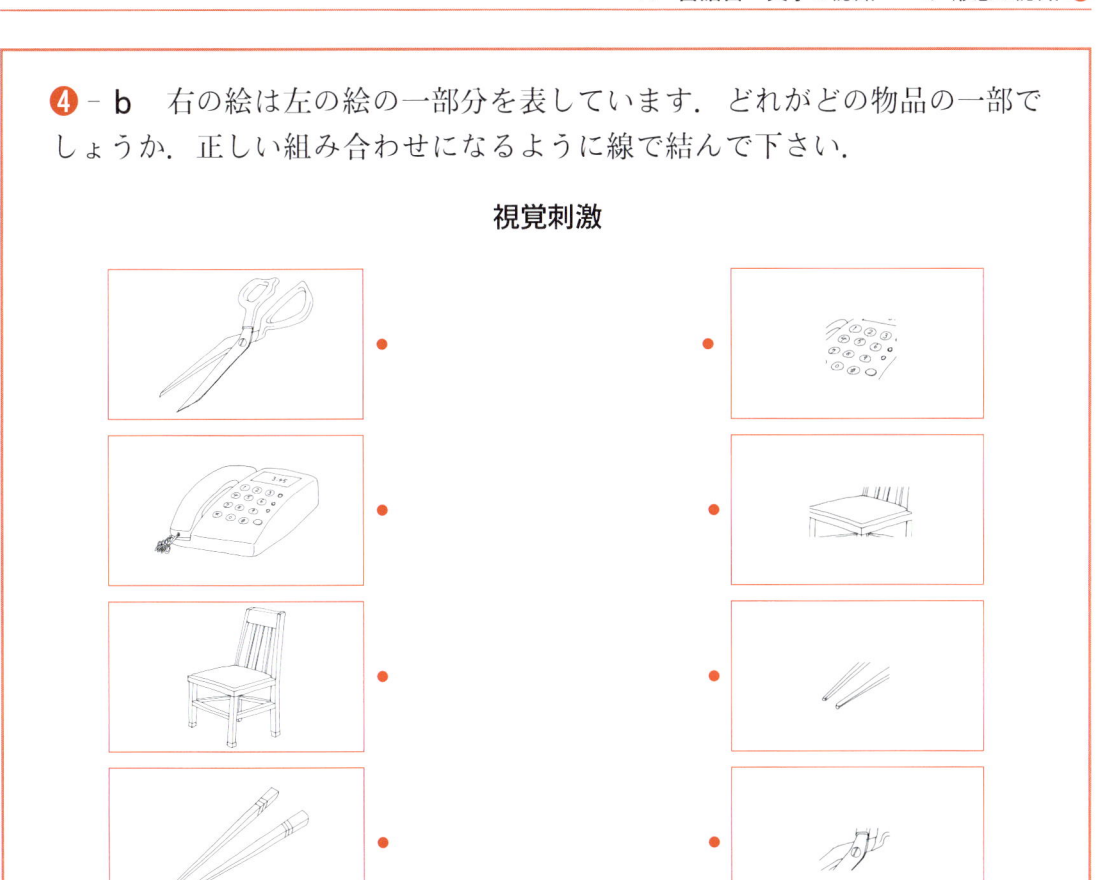

A　言語音・文字の認知　4. 形態の認知 ❹

❹-b　右の絵は左の絵の一部分を表しています．どれがどの物品の一部でしょうか．正しい組み合わせになるように線で結んで下さい．

視覚刺激

【対　象】形態の認知に障害のある患者．
【ポイント】物品の全体および部分に注目し，形態の認知を促す．
【使用法】物品の全体を表す絵と部分を表す絵を照合する．
【教　材】物品の全体を表す絵と部分を表す絵を各々ランダムに並べたプリントを用意する．
【留意点】1) 全体の絵と部分の絵とを線で結ぶことが困難な場合，絵を指さす．
　　　　　2) 認知が困難な場合，部分を表す絵の範囲を広げて呈示する．
【応　用】1) 選択肢の数を増やす．
　　　　　2) 物品の絵の模写．
　　　　　3) 全体を表す絵では，物品の名称を言語的または非言語的手段で伝える．
　　　　　4) 部分を表す絵が全体を表す絵の中で，どの部分か指でさす，または口頭で表す．
　　　　　5) 部分の絵を補完して全体の絵を完成する．

A 言語音・文字の認知　5. 文字の認知 ❺

> ❺-b(1)　2つのうち正しい文字に丸をつけて下さい．
>
> 　　　　　　　視覚刺激
>
> 1.　今　　　令
>
> 2.　望　　　望
>
> 3.　定　　　定

【対　　象】文字の形態認知に障害のある患者．
【ポイント】文字の細部に注目し，実在する文字と非実在の文字との弁別を促す．
【使 用 法】目標とする文字（漢字，平仮名，片仮名）とその文字と形態が類似しているが，実在しない文字を対呈示し，正しい形態の文字を選ぶ．
【教　　材】目標とする文字（漢字，平仮名，片仮名）と，その文字と形態が類似しているが実在しない字（反転・横転などを含む）の対を用意する．［例：今―令，今―今］
【留意点】視覚刺激（文字）のみでは課題遂行が困難な場合，文字の読みを聴覚刺激として同時に呈示する．
【応　　用】1）目標とする文字の模写．
　　　　　　2）目標とする文字の音読・なぞり読み．
　　　　　　3）選択肢の数を増やす．

A 言語音・文字の認知　5. 文字の認知 ❺

❺-b(2)　上の文字と同じ文字はどれですか．指さして下さい．

視覚刺激

鯨

鯵　鯉　鰯　鯨　鯖

【対　象】文字の形態認知に障害のある患者．
【ポイント】文字の細部に注目し，文字の形態認知の改善を促す．
【使用法】視覚刺激として呈示された文字(漢字，平仮名，片仮名)と同じものを，選択肢から選ぶ．
【教　材】視覚刺激として呈示する文字(漢字，平仮名，片仮名)と，選択肢(呈示した文字と同じ文字，ならびに形態が類似した文字からなる)を用意する．
【留意点】視覚刺激(文字)のみでは課題遂行が困難な場合，文字の読みを聴覚刺激として同時に呈示する．
【応　用】1) 刺激語とした文字の模写．
2) 刺激語とした文字の音読・なぞり読み．
3) 複数の文字からなる単語で行う．［例：「時計」"昨計・時間・時訴・時計"］

A 言語音・文字の認知　5. 文字の認知 ❺

> ❺-C　右と左の単語の中の同じ文字に丸をつけて下さい．
>
> 例：も ⓐ か・さ か ⓐ
>
> ‥‥‥‥‥‥‥‥‥‥‥‥‥‥‥‥‥‥‥‥‥‥‥
>
> 視覚刺激
>
> 1. いちご・たいこ
> 2. うさぎ・さくら
> 3. さいふ・ふとん
> 4. はし　・ごはん
> 5. みかん・はさみ

【対　象】文字の形態認知に障害のある患者．
【ポイント】文字の配列に注目し，文字の認知の改善を促す．
【使用法】対で呈示された単語から共通する文字を選ぶ．
【教　材】共通する文字（漢字，平仮名，片仮名）を含む2つの単語の組を用意する．
【留意点】1）視覚刺激（文字）のみでは課題遂行が困難な場合，2つの単語で共通する文字の読みを聴覚刺激として呈示する．
　　　　　2）一方の単語について共通する文字を示し，同じ文字を他方の単語の中から選択する．
【応　用】1）文字数の多い単語を用いる．
　　　　　2）刺激語とした単語の写字．
　　　　　3）刺激語とした単語の音読．

A　言語音・文字の認知　6. 音韻・記号変換 ❻

❻-a　これからある音をお聞かせします．聞いた音が，ここにある文字と同じかどうか教えて下さい．

聴覚刺激　　　　　　　視覚刺激（文字）

た　　　　　　　　　　た

【対　象】 言語音は認知できるが，個々の言語音と仮名文字の対応が難しい患者．
【ポイント】 言語音と仮名文字（平仮名，片仮名）の対応を促す．
【使用法】 言語音を聞き，視覚的に呈示された仮名文字と同一か否かの判定をする．
【教　材】 聴覚的に呈示する言語音と，それらに対応する（または対応しない）仮名文字を書いたプリントを用意する．
【留意点】 1）適切な反応が得られないときは，聴覚刺激を繰り返し呈示する．
　　　　　2）「"めがね"の"め"」など高頻度語と結びつけて言語音を聴覚的に呈示し，仮名との対応を強化する．
【応　用】 1）濁音，半濁音，拗音などについて行う．
　　　　　2）聴覚的に呈示された言語音を書き取る．

A 言語音・文字の認知　6. 音韻・記号変換 ❻

❻-b　これからある音をお聞かせします．聞いた音を下の文字の中から選んで下さい．

聴覚刺激

た

視覚刺激

か・り・ぬ・た・い・こ

【対　象】言語音は認知できるが，個々の音韻と仮名文字の対応が難しい患者．
【ポイント】言語音と仮名文字(平仮名，片仮名)の対応を促す．
【使用法】言語音を聞き，その言語音に対応する仮名文字を選択する．
【教　材】聴覚的に呈示する言語音と，それに対応する仮名文字を含む選択肢を用意する．
【留意点】1) 適切な反応が得られないときは，聴覚刺激を繰り返し呈示する．
　　　　　2) "めがね"の"め"など高頻度語と結びつけて言語音を聴覚的に呈示し，仮名との対応を強化する．
【応　用】1) 選択肢の数を増やす．
　　　　　2) 濁音，半濁音，拗音などについて行う．

A 言語音・文字の認知　6. 音韻・記号変換 ❻

❻-C(1)　これからある音をお聞かせします．聞いた音を平仮名で書いて下さい．

聴覚刺激

1. め　　　[　　　]

2. か　　　[　　　]

3. あ　　　[　　　]

4. ふ　　　[　　　]

【対　象】言語音も文字も認知できているが，個々の音韻と文字の対応が難しい患者．
【ポイント】言語音を文字に正しく変換することで，書字の改善を促す．
【使用法】聴覚的に呈示された言語音を書き取る．
【教　材】聴覚的に呈示する言語音を用意する．
【留意点】1) 書取が困難な場合には，聴覚刺激を繰り返し呈示する．
　　　　　2)「"めがね"の"め"」など高頻度語と結びつけて言語音を聴覚的に呈示し，仮名との対応を強化する．
【応　用】1) 濁音，半濁音，拗音などについて行う．
　　　　　2) 書き取った文字を音読する．

A 言語音・文字の認知　6. 音韻・記号変換 ❻

> ❻ − C (2)　私が言うことばを平仮名で書いて下さい．
>
> **聴覚刺激**
>
> 1. いす　　　　　　　[　　　　]
>
> 2. もも　　　　　　　[　　　　]
>
> 3. ふとん　　　　　　[　　　　]
>
> 4. くつした　　　　　[　　　　]

【対　象】言語音も文字も認知できているが，個々の音韻と文字の対応が難しい患者．
【ポイント】言語音を文字に正しく変換することで，書字の改善を促す．
【使用法】聴覚刺激により，仮名文字を書き取る．
【教　材】単語リストを用意する．
【留意点】1）モーラ数を●で示す．
　　　　　2）仮名1文字など部分ヒントを示す．
　　　　　3）五十音表を用いて，対応する文字を探し，書き写す．
　　　　　　五十音表の利用が困難な場合には，漢字をキーワードとした仮名想起表を利用する．
　　　　　　［例：雨―あ，犬―い］
　　　　　4）視覚刺激（絵，漢字）を呈示する．
【応　用】1）モーラ数を増やし，長い単語を用いる．
　　　　　2）拗音・撥音など特殊表記を含む単語の書取を行う．
　　　　　3）漢字で書取を行う．
　　　　　4）書き取った単語を音読する．

A 言語音・文字の認知　7. 文字の抽出・配列 ❼

❼-a　右側の仮名は，漢字の読み方を示しています．漢字の読みと仮名が合っていれば○，違っていれば×を[　]に記入して下さい．

視覚刺激（文字）　　　　　○・×

1. 猫　　ねこ　　　[　　　]

2. 机　　くつえ　　[　　　]

3. 卵　　ためご　　[　　　]

4. 電話　でんわ　　[　　　]

5. 靴下　つくした　[　　　]

【対　象】単語の書字に障害のある患者．
【ポイント】異なる種類の文字への正しい変換を促す．
【使用法】刺激となる文字（漢字，平仮名，片仮名）と異なる種類の文字（漢字，平仮名，片仮名）との対応が適切か否かを判定する．
【教　材】単語（漢字，平仮名，片仮名）と，異なる種類の文字（漢字，平仮名，片仮名）との対（対応が適切なもの，不適切なもの）を用意する．
【留意点】視覚刺激（文字）のみでは課題遂行が困難な場合，刺激語の読みを聴覚的に呈示する．
【応　用】1）音節数の多い単語を用いる．
　　　　　2）刺激となる文字を異なる種類の文字に正しく変換する．
　　　　　3）刺激語の音読や復唱を行う．

A　言語音・文字の認知　7. 文字の抽出・配列 ❼

❼-b(1)　左側の漢字に合う仮名を選び，○をつけて下さい．

視覚刺激（文字）

1. 馬	うか / うま / うさ	3. 駅	えち / えき / えし
2. 傘	かは / かた / かさ	4. 海	うた / うき / うみ

- 【対　象】単語の書字に障害のある患者．
- 【ポイント】異なる種類の文字への正しい変換を促す．
- 【使用法】刺激語（漢字，平仮名，片仮名）に適切に対応した，異なる種類の文字（漢字，平仮名，片仮名）を選択する．
- 【教　材】刺激語（漢字，平仮名，片仮名）と，適切に対応した単語（異なる種類の文字），対応しない単語からなる選択肢を用意する．
- 【留意点】視覚刺激（文字）のみでは課題遂行が困難な場合，刺激語の読みを聴覚的に呈示する．
- 【応　用】1）音節数の多い単語を用いる．
  2）選択肢の数を増やす．
  3）刺激語の音読や復唱を行う．

A　言語音・文字の認知　7. 文字の抽出・配列 ❼

❼-b(2)　絵に合うことばを考えましょう．（　　）の中から適当な文字を選び□の中に書いて下さい．

視覚刺激

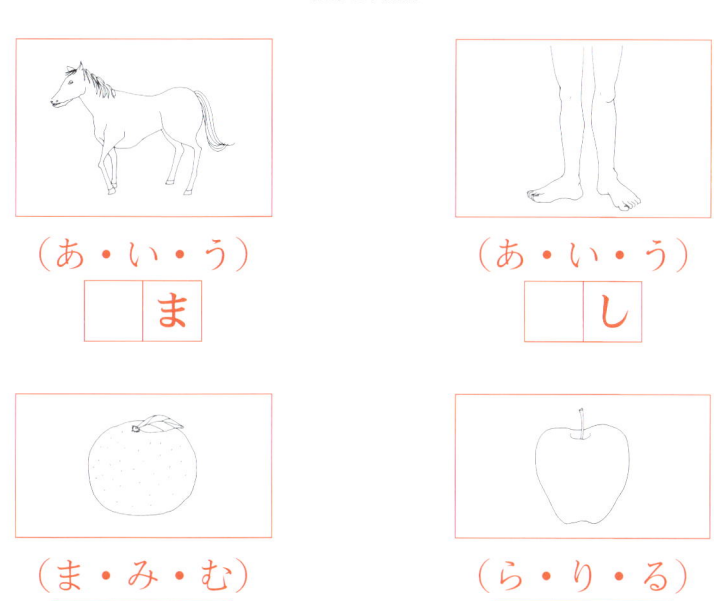

（あ・い・う）
□ま

（あ・い・う）
□し

（ま・み・む）
□かん

（ら・り・る）
□んご

【対　象】単語の書字に障害のある患者．

【ポイント】語を想起し，文字の正しい抽出を促す．

【使用法】選択肢から適切な文字を選び空所に補充して，絵の名称を表す単語を作る．

【教　材】物品の絵カード，絵カードの名称の一部を空欄にしたもの，およびその空欄を埋める文字（漢字，平仮名，片仮名）の選択肢を作る．

【留意点】語想起が困難な場合には，絵の名称を聴覚刺激として，または異なる種類の文字による視覚刺激として呈示する．［例： 　□□□　リンゴ］

【応　用】
1) 音節数の多い単語を用いる．
2) 選択肢の数を増やす．
3) 空欄を複数個にする．
4) 空欄の位置を変える．
5) 選択肢をなくし，独力で適切な文字を空欄に補充する．
6) 異なる種類の文字への変換．
7) 絵の書称や呼称．
8) 音読や復唱．

A 言語音・文字の認知　7. 文字の抽出・配列 ❼

❼-b(3)　左の絵の名前は漢字ではどのように書けるでしょうか．左の偏に（　　）の中のどちらの旁を組み合わせると正しい漢字になりますか．正しいほうを選び□に漢字を書いて下さい．

例　　木 ＋ (市 ・ 青) ＝ 柿

　　　馬 ＋ (白 ・ 尺) ＝ 駅

視覚刺激

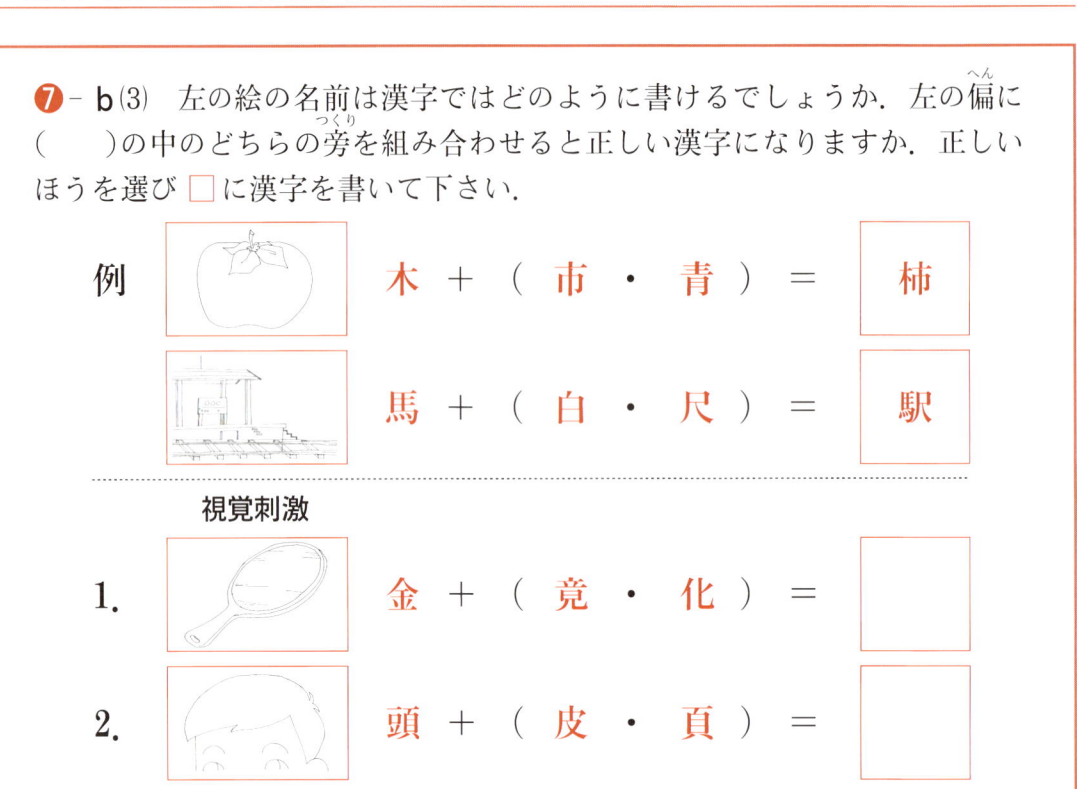

1.　金 ＋ (竟 ・ 化) ＝

2.　頭 ＋ (皮 ・ 頁) ＝

3.　氵 ＋ (毎 ・ 貝) ＝

【対　象】漢字単語の書字に障害のある患者．
【ポイント】適切な偏と旁を組み合わせて，正しい漢字単語を想起し，書字を促す．
【使用法】選択肢から適切な旁（または偏）を選んで，絵に対応する漢字単語を作る．
【教　材】物品の絵，旁（または偏）を空欄にした漢字単語，および旁（または偏）の選択肢を作る．
【留意点】1）語想起が困難な場合，絵の名称を聴覚刺激として，あるいは仮名文字を視覚刺激として呈示する．
　　　　　2）写字が困難な場合には，選択肢を指さす．
　　　　　3）実際に組み合わせることが必要な場合は，偏と旁を別々に書いたカードを用意する．
【応　用】1）複数の漢字からなる単語を用いる．
　　　　　2）選択肢の数を増やす．
　　　　　3）複数の漢字からなる単語の場合，空欄の数を増やす．
　　　　　4）選択肢をなくし，独力で適切な旁（偏）を想起し漢字を書く．
　　　　　5）漢字単語にふり仮名（平仮名，片仮名）をつける．
　　　　　6）絵の漢字による書称や呼称．
　　　　　7）漢字の音読や復唱．

A 言語音・文字の認知　　7. 文字の抽出・配列 ❼

❼-c(1)　平仮名を漢字になおして下さい．

視覚刺激

1. いぬ　　　　　　［　　　　］

2. とけい　　　　　　［　　　　］

3. かがみ　　　　　　［　　　　］

4. えんぴつ　　　　　　［　　　　］

5. じどうしゃ　　　　　　［　　　　］

【対　象】単語の書字に障害のある患者．
【ポイント】異なる種類の文字への正しい変換を促す．
【使用法】刺激語(漢字，平仮名，片仮名)を異なる種類の文字(漢字，平仮名，片仮名)に変換する．
【教　材】単語(漢字，平仮名，片仮名)を書いたプリントを用意する．
【留意点】1) 刺激語の読みを聴覚刺激として同時に呈示する．
　　　　　2) 偏や旁など部分ヒントを呈示する．
　　　　　3) 選択肢を呈示する．
【応　用】1) 文字数の多い単語を用いる．
　　　　　2) 異なる種類の文字に変換する．
　　　　　3) 音読や復唱．

A 言語音・文字の認知　　7. 文字の抽出・配列 ❼

❼-C(2)　縦，横，斜めの方向で言葉を探しましょう．[　　　]の中に書いて下さい．（同じ漢字を何回使っても結構です）

視覚刺激

自	鉛	筆
財	動	電
布	庫	車

[電車]　　　[　　　]

[　　　]　　　[　　　]

[　　　]　　　[　　　]

【対　象】単語の書字に障害のある患者．
【ポイント】漢字を組み合わせて，有意味語を作る．
【使用法】呈示された文字列(漢字, 平仮名, 片仮名)の中から，文字(漢字, 平仮名, 片仮名)を選択し，配列する．
【教　材】縦・横・斜め方向に有意味語が含まれるように文字(漢字, 平仮名, 片仮名)を記入した文字列を作る．
【留意点】1) 聴覚刺激として単語の読みを呈示する．
　　　　　2) 最初の文字をヒントとして示す．
【応　用】1) 呈示する文字数(マス目)を増やす．
　　　　　2) 選択した単語を異なる種類の文字(漢字, 平仮名, 片仮名)に変換する．
　　　　　3) 単語の音読や復唱．

A 言語音・文字の認知　7. 文字の抽出・配列 ❼

❼-C(3)　「むら」は「木」と「寸」というように偏(へん)と旁(つくり)からできています．
例にならって，偏と旁を[　]に書いて下さい．

　　　　　視覚刺激(文字)

　　例：むら　⇨　[　木　]　[　寸　]

　　1. あね　　　[　　　]　[　　　]

　　2. すな　　　[　　　]　[　　　]

【対　象】漢字単語の書字に障害のある患者．
【ポイント】漢字の読みから正しい漢字単語を想起し，適切な偏と旁に分けることで，書字を促す．
【使用法】視覚的に呈示された仮名に合う漢字を偏と旁に分けて書く．
【教　材】偏と旁に分けられる漢字の読み仮名を呈示したプリントを用意する．
【留意点】1)　偏をヒントとして，旁だけ書字する．
　　　　　2)　偏のみ，旁のみを書いたカードを用意し，それらを組み合わせて1つの漢字を完成する．
【応　用】1)　偏の名前と旁の読みを口頭で表現する．[例：「柿」では『木偏に市』]
　　　　　2)　偏のみを呈示し，その偏のつく漢字をできるだけ多く書字する．

B 単語の理解・産生　　1. 単語の理解 ❽

❽-a(1)　これからことばを言います．ことばと絵が合う場合は ○ を，違う場合は × を指して下さい．

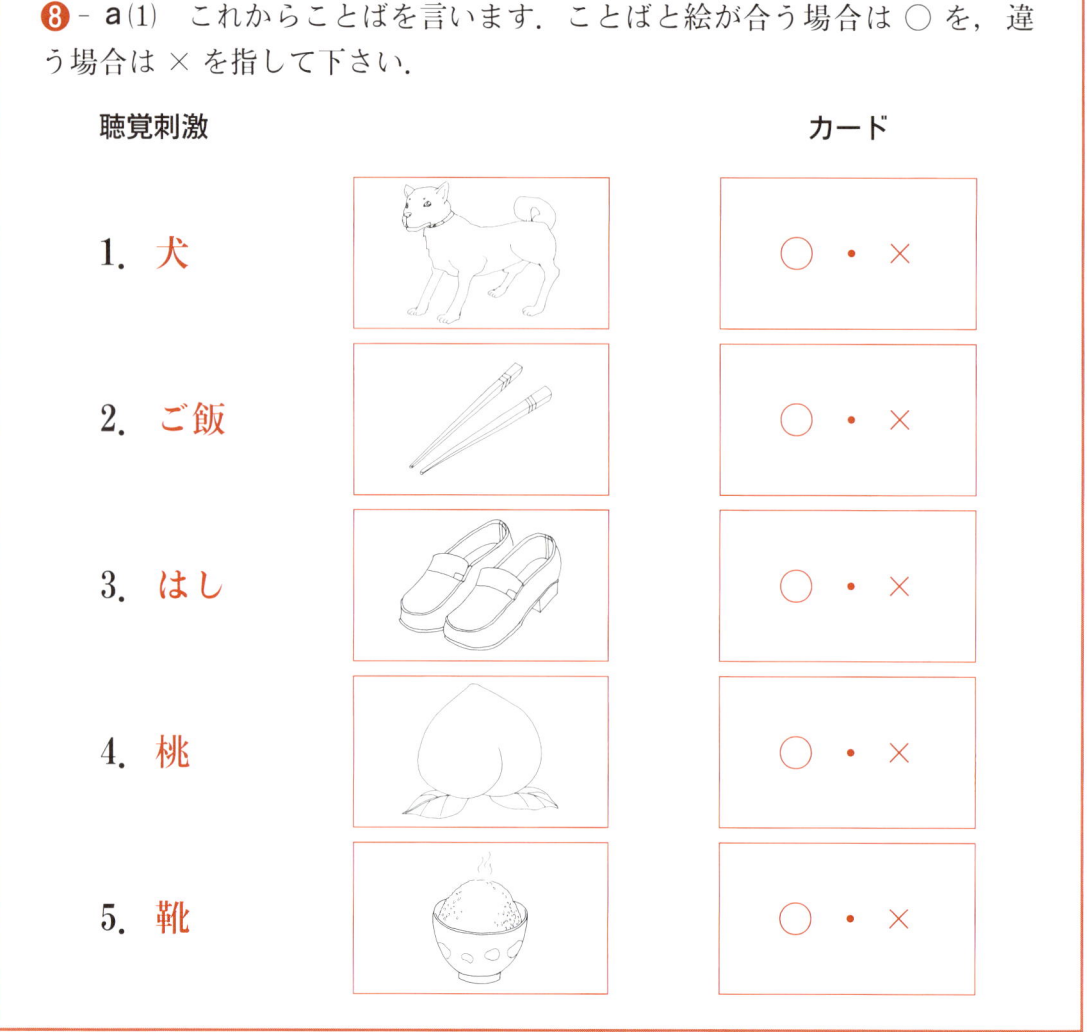

聴覚刺激　　　　　　　　　　　　　　　　　　カード

1. 犬

2. ご飯

3. はし

4. 桃

5. 靴

【対　象】名詞の理解に障害のある患者．
【ポイント】単語（名詞）の理解の改善を促す．
【使用法】聴覚的に呈示された単語を，絵と照合して正誤判定する．
【教　材】単語および単語に対応する絵カード，単語に対応しない絵カードと ○・× カードを用意する．
【留意点】聴覚刺激のみでは課題遂行が困難な場合，視覚刺激（文字）を同時に呈示する．
【応　用】1）音読や復唱．
　　　　　2）意味の関連する語を想起する．
　　　　　　　［例：「お茶」に関連するもの　"鍋・おわん・湯呑・はし"］
　　　　　3）動詞・形容詞について行う．
　　　　　4）刺激を文字で視覚的に呈示して行う．

B　単語の理解・産生　　1．単語の理解 ❽

❽ - a(2)　これからことばを言います．ことばと絵が合う場合は ○ を，違う場合は × を指して下さい．

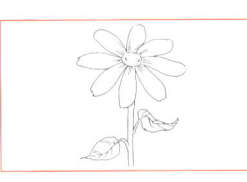

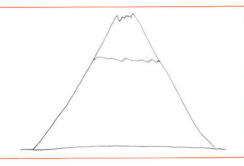

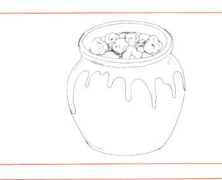

聴覚刺激　　　　　　　　　　　　　　　　　　カード

1. きれいな　　　　[花の絵]　　　　　　　　○ ・ ×

2. 低い　　　　　　[富士山の絵]　　　　　　○ ・ ×

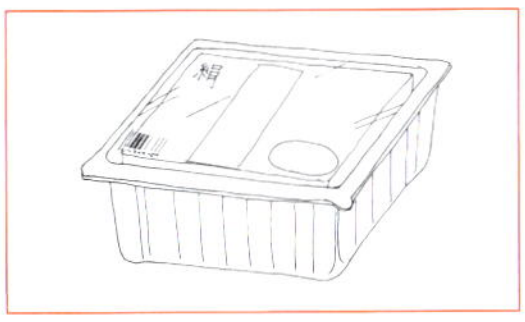

3. 酸っぱい　　　　[壺の絵]　　　　　　　　○ ・ ×

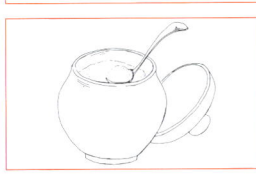

4. 硬い　　　　　　[豆腐の絵]　　　　　　　○ ・ ×

5. 甘い　　　　　　[カップの絵]　　　　　　○ ・ ×

【対　象】名詞に関連する形容詞の理解に障害のある患者．
【ポイント】単語（形容詞）の理解の改善を促す．
【使用法】聴覚的に呈示された形容詞について，絵と適切に関連しているか否か判定する．
【教　材】形容詞と絵カードの適切な（または不適切な）組み合わせと ○・× カードを用意する．
【留意点】聴覚刺激のみでは課題遂行が困難な場合，視覚刺激（文字）を同時に呈示する．
【応　用】1）句の音読や復唱．
　　　　　2）形容詞の後に続く名詞を想起する．
　　　　　3）名詞部分を同一カテゴリーとし適切な語を選択する形式とする．
　　　　　　［例：「熱い」"水・せんべい・刺身・ジュース・肉まん"］
　　　　　4）刺激を文字で視覚的に呈示して行う．

47

B 単語の理解・産生　1. 単語の理解 ❽

❽-a(3)　これからことばを言います．ことばと絵の関係が深い場合は ○，関係がない場合は × を［　　］に記入して下さい．

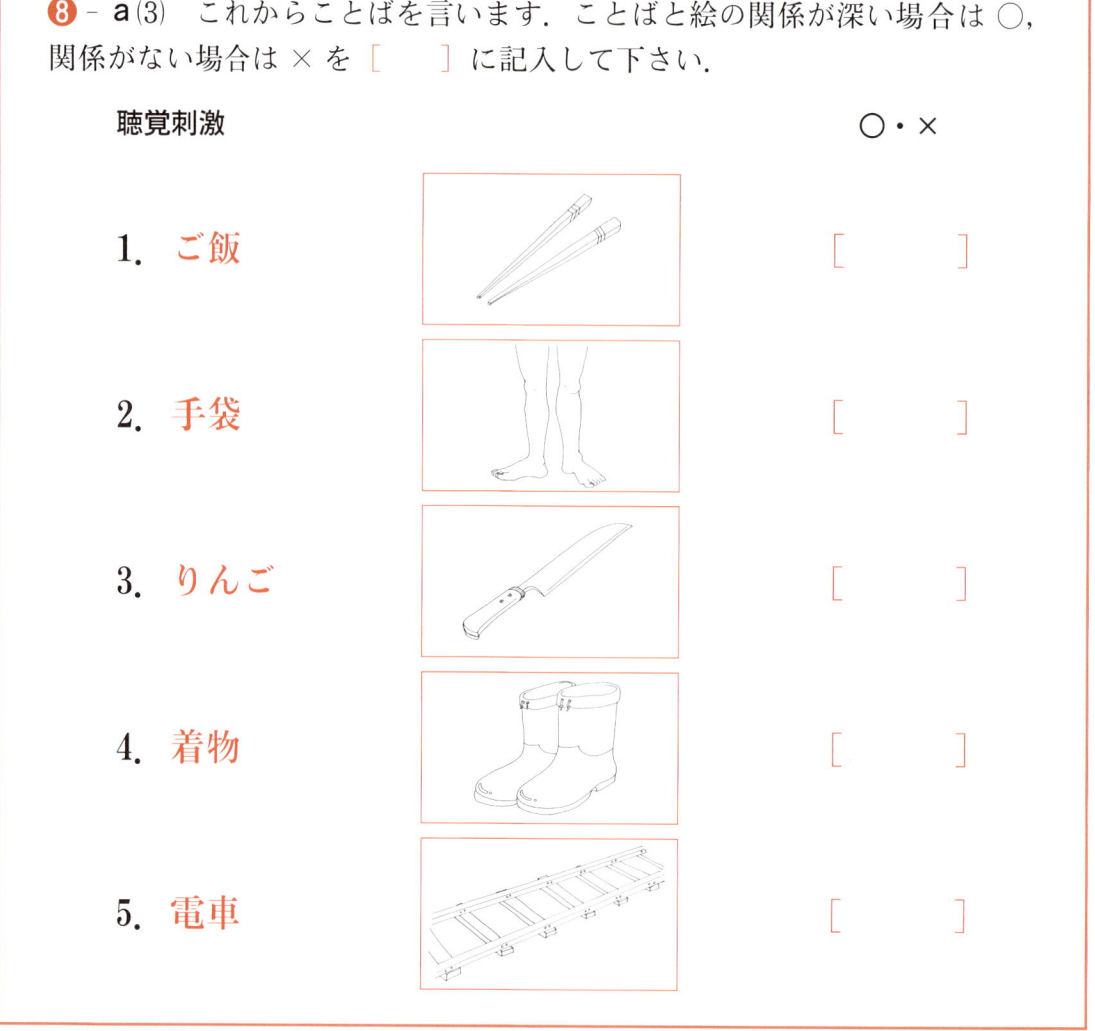

聴覚刺激　　　　　　　　　　　　　　　　　　　　　　○・×

1. ご飯　　　　（はしの絵）　　　　　　　　　［　　］

2. 手袋　　　　（足の絵）　　　　　　　　　　［　　］

3. りんご　　　（包丁の絵）　　　　　　　　　［　　］

4. 着物　　　　（長靴の絵）　　　　　　　　　［　　］

5. 電車　　　　（線路の絵）　　　　　　　　　［　　］

【対　象】言語音の認知や文字の認知は可能であるが，単語間の意味的関連の理解に障害のある患者．
【ポイント】刺激語と絵カードとの意味的関連性について理解を促す．
【使用法】聴覚的に呈示された刺激語と，絵カードとの間に関連があるか否かを判定する．
【教　材】刺激語と意味的関連のある絵，関連のない絵を用意する．
【留意点】1）聴覚刺激のみでは課題遂行が困難な場合，視覚刺激（文字）を同時に呈示する．
　　　　　2）絵カードを事物の絵より情報量の多い動作絵に変えて物品の用途を呈示する．
　　　　　　　［例：「ご飯」⇨絵カード「はし」の代わりに「はしでご飯を食べている」動作絵を呈示する］
【応　用】1）刺激を文字で視覚的に呈示して行う．
　　　　　2）刺激語の音読や復唱．
　　　　　3）刺激語に関連する語を自由に想起する．

B 単語の理解・産生　1. 単語の理解 ❽

> ❽-a(4)　2つのことばの意味がほぼ同じ場合には ○，異なっている場合には × を ［　］に記入して下さい．
>
> 　　　　視覚刺激（文字）　　　　　○・×
>
> 1. お昼―正午　　　［　　　］
>
> 2. 欠点―短所　　　［　　　］
>
> 3. 安心―心配　　　［　　　］
>
> 4. 出発―到着　　　［　　　］
>
> 5. 気候―天気　　　［　　　］

【対　象】同義語の意味理解が困難な患者．
【ポイント】同義語の理解を促す．
【使用法】文字で呈示された2つの単語が，同義語であるか否かを判定する．
【教　材】同義語の組み合わせと，異義語の組み合わせを用意する．
【留意点】単語の意味や使用法などの文脈的ヒントを呈示する．
【応　用】1）刺激を聴覚的に呈示して行う．
　　　　　2）単語の音読や復唱．
　　　　　3）判定する組み合わせを対語や反意語（「朝食―夕食」など）に変える．
　　　　　4）同義語を想起し，書字する．

B 単語の理解・産生　1. 単語の理解 ❽

❽ - b (1)　「牛」はどれですか．指さして下さい．

聴覚刺激

牛

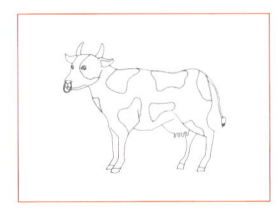

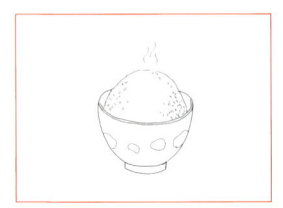

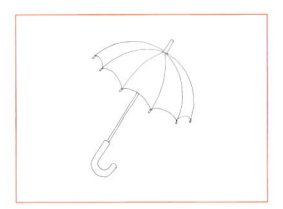

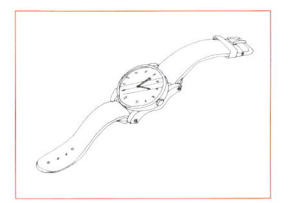

【対　象】名詞の理解が困難な患者．
【ポイント】単語（名詞）の理解の改善を促す．
【使用法】呈示された聴覚刺激に該当するものを 4 枚の絵カードから選択する．
【教　材】刺激語に対応する絵カード 1 枚を含む 4 枚の絵カードを用意する．
【留意点】1）選択肢の数を減らす．
　　　　　2）視覚刺激（文字）を同時に呈示する．
　　　　　3）刺激呈示を繰り返す．
　　　　　4）選択肢を刺激語と異カテゴリーのものとする．
【応　用】1）選択肢の数を増やす．
　　　　　2）単語の音読や復唱．
　　　　　3）選択肢は刺激語と音節数が同一，かつ同じ音を含む単語とする．
　　　　　　［例：「あし」"なし・はし・すし"］
　　　　　4）選択肢は刺激語と同一カテゴリーのものとする．
　　　　　　［例：「猫」"馬・ねずみ・ウサギ"］
　　　　　5）刺激語を動詞に変えて行う．

B　単語の理解・産生　　1．単語の理解 ❽

❽ - b(2)　「小さい」を表している絵はどれですか．指さして下さい．

聴覚刺激

小さい

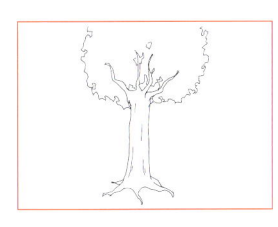

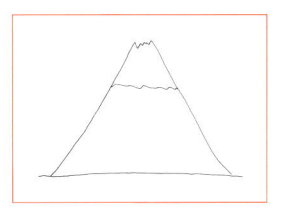

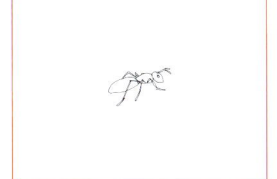

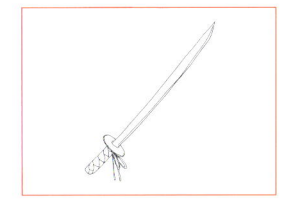

【対　象】形容詞の理解が困難な患者．
【ポイント】名詞との組み合わせの中で形容詞の理解の改善を促す．
【使用法】呈示された聴覚刺激に該当するものを4枚の絵カードの中から選択する．
【教　材】呈示する形容詞に対応する絵カードを含む4枚の絵カードを用意する．
【留意点】1）視覚刺激（文字）を同時に呈示する．
　　　　　2）選択肢の数を減らす．
　　　　　3）特定の形容詞を用いて形容詞の理解を促す．
　　　　　　［例：「(大きい)順に絵カードを並べましょう」と言い，"犬・象・蟻・鯨・亀"の絵カードを大きいものから小さいものへと並べかえる］
【応　用】1）刺激を文字で視覚的に呈示して行う．
　　　　　2）単語の音読や復唱．
　　　　　3）形容詞の対語を想起する．［例：小さい→大きい］

B　単語の理解・産生　1. 単語の理解 ❽

❽-b(3)　これからお聞かせすることばと関連のある絵はどれですか．指さして下さい．

聴覚刺激

牛乳

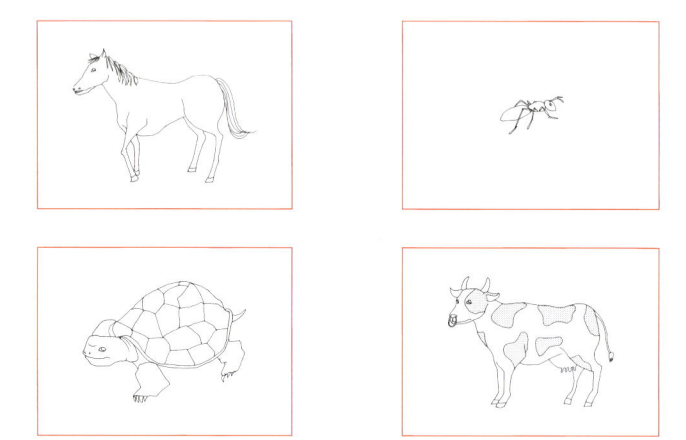

【対　象】単語間の意味的関連の理解が困難な患者．
【ポイント】刺激語と絵カードとの意味的関連性について理解を促す．
【使用法】呈示された聴覚刺激に関連のあるものを4枚の絵カードの中から選択する．
【教　材】刺激語と関連のある絵を含む4枚の絵カードを用意する．
【留意点】1）課題遂行が困難な場合，選択肢を減らす．
　　　　　2）視覚刺激を同時に呈示する．
　　　　　3）目標とする絵以外の選択肢を異カテゴリーに属するものにする．
　　　　　　［例：「牛乳」"選択肢：掃除機・牛・スリッパ・時計"］
【応　用】1）刺激を文字で視覚的に呈示して行う．
　　　　　2）単語の音読や復唱．
　　　　　3）刺激語を動詞に変え，関連のある語を選択する．
　　　　　　［例：「打つ」"バット・サッカーボール・スケート靴・水泳"］

B　単語の理解・産生　　1. 単語の理解 ❽

❽ - b (4)　□の中から次の言葉と関連のあるものを選び，記入して下さい．答えは1つとは限りません．

視覚刺激（文字）

・郵便局　［　　　　　　　　　］

・動物園　［　　　　　　　　　］

・学校　　［　　　　　　　　　］

視覚刺激（文字）

> 切手・象・飛行機・ポスト
> 机・入場券・体育館・切符

【対　象】単語間の意味的関連の理解に障害のある患者．
【ポイント】単語間の意味的関連性について理解を促す．
【使用法】刺激語と関連のある単語を選択肢の中から選ぶ．
【教　材】郵便局，学校など場所を示す語と，関連のある語を選択肢として用意する．
【留意点】1) 聴覚刺激も呈示する．
　　　　　2) 選択肢の数を減らす．
【応　用】1) 単語の音読や復唱．
　　　　　2) 選択肢の数を増やす．
　　　　　3) 刺激語の意味的関連語を自由に想起する．

53

B 単語の理解・産生　1. 単語の理解 ❽

❽-C　次の絵の名前を言ってください．

[　]　[　]
[　]　[　]
[　]　[　]
[　]　[　]
[　]　[　]
[　]　[　]
[　]　[　]
[　]　[　]

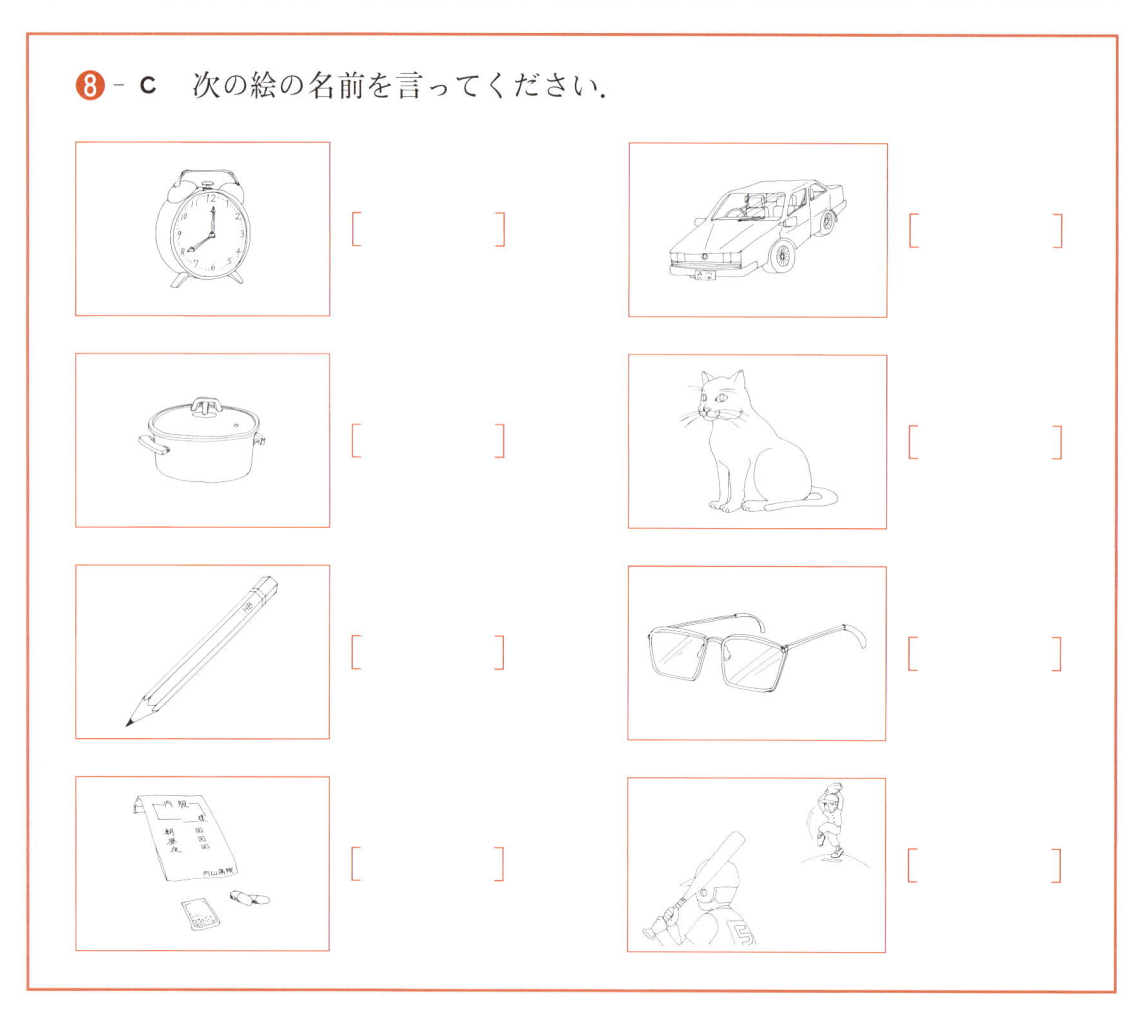

【対　象】喚語能力に障害のある患者．
【ポイント】絵カードに対応する名詞を想起し，呼称あるいは書称能力の改善を図る．
【使用法】呈示された事物の絵カードを呼称する．
【教　材】事物の絵カードを用意する．
【留意点】課題遂行困難な場合，語頭音を聴覚的に呈示する．
【応　用】1）書称を行う．
　　　　　2）音読をする．
　　　　　3）絵カードの用途説明を行う．
　　　　　4）聴覚刺激を呈示し，書取を行う．
　　　　　5）高頻度語から開始し，低頻度語へと難易度を上げる．

B　単語の理解・産生　2．聴覚的把持力 ❾

❾-a　これから3つの単語を言いますので，よく聞いて覚えて下さい．今聞いたことばの順番と絵カードが同じであれば○を，違っていれば×を指さして下さい．

聴覚刺激

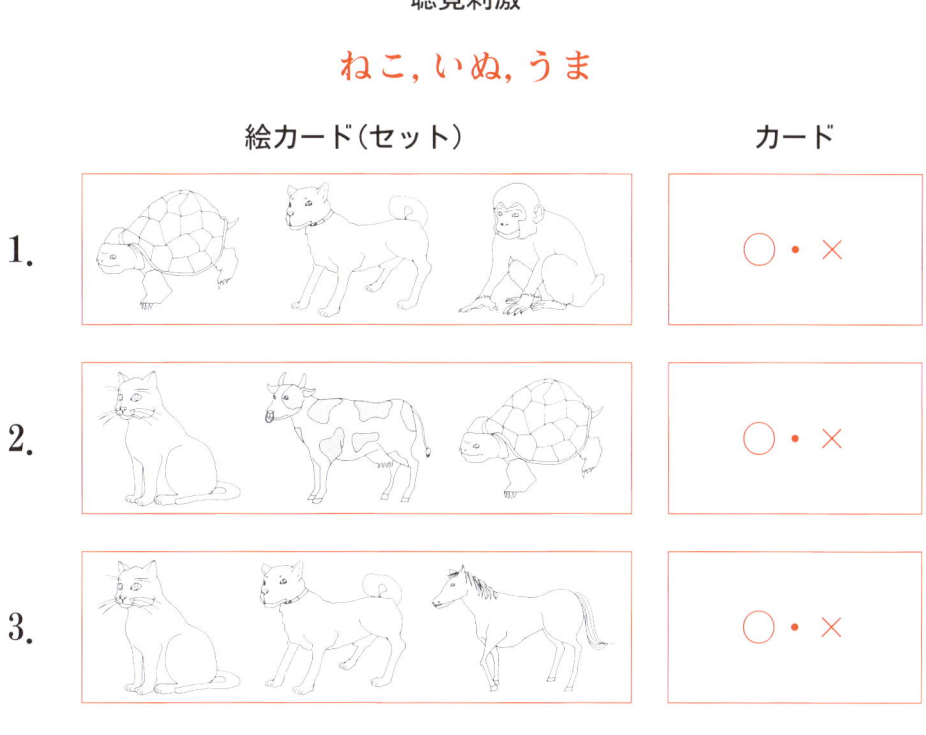

ねこ，いぬ，うま

絵カード（セット）　　　　　カード

1.
2.
3.

【対　象】複数の単語の聴覚的把持に障害のある患者．
【ポイント】名詞を聞いた順序で把持する力の改善を促す．
【使用法】複数の単語を連続して聞き，呈示された絵カードの順と同じかどうか判定する．
【教　材】聴覚刺激に該当する順序の絵カードのセットと該当しない順序の絵カードのセットを用意する．
【留意点】1）視覚刺激（文字）を同時に呈示する．
　　　　　2）連続して聞く語数を減らす．
【応　用】1）名詞のほか，動詞，形容詞，数字を用いて行う．
　　　　　2）呈示する刺激語の数を増やす．
　　　　　3）呈示された語数より多い数の絵カードを選択肢とし，正しい順序で指さす．

55

B　単語の理解・産生　　2. 聴覚的把持力 ❾

❾-b　これから3つのことばを言います．聞いたことばの順番と同じカードを選んで下さい．

文字カード

聴覚刺激
「赤・青・黄」

① 赤　黄　青

② 黄　赤　青

③ 赤　青　黄

【対　象】聴覚的把持に障害のある患者．
【ポイント】抽象名詞（色名）を聞いた順序で把持する力を高める．
【使用法】複数の色名を聞き，選択肢の中から適切に配列された文字カードを選ぶ．
【教　材】刺激語順に並べられた文字カードと，刺激語順と異なる文字カードを選択肢として用意する．
【留意点】1）聴覚的把持が困難な場合，導入として聴覚刺激に合わせて視覚刺激（文字）を呈示する．
　　　　　2）聴覚刺激を復唱し，文字カードを選ぶ．
【応　用】1）連続して聞く語数を増やす．
　　　　　2）選択肢の数を増やす．
　　　　　3）聴覚刺激を呈示してから，5秒（10秒）後に文字カードを選択する．

B　単語の理解・産生　2. 聴覚的把持力 ❾

❾-C　これからことばを言います．言われた順に指さして下さい．

聴覚刺激

1. 赤い丸・白い丸
2. 黒い丸・青い丸・白い丸
3. 大きな赤い丸・小さな白い丸
4. 大きな青い丸・大きな白い丸・小さな赤い丸

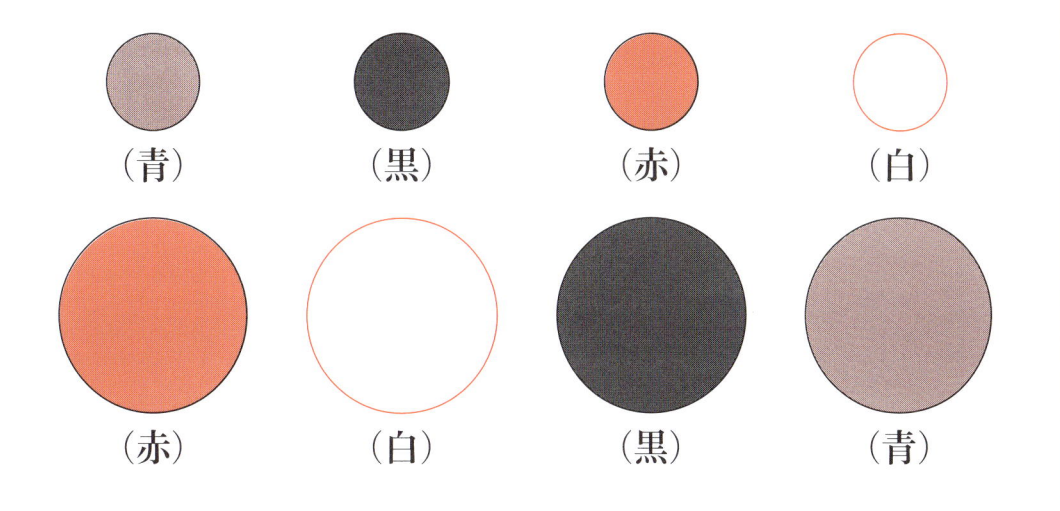

（青）　（黒）　（赤）　（白）

（赤）　（白）　（黒）　（青）

【対　象】聴覚的把持力低下のため，文の理解に障害のある患者．
【ポイント】形容詞の部分にも注目し，異なる2つの情報（色・大きさ）を把持する力の改善を促す．
【使用法】色（4色）と大きさ（2種）の異なるチップの中から聴覚的に呈示された刺激に対応するチップを選択する．
【教　材】「赤」，「青」，「白」など色を塗った大小の丸いチップを用意する．
【留意点】視覚刺激（文字）を同時に呈示する．
【応　用】1）四角や三角など図形の種類を増やす．
　　　　　2）呈示しておくチップの数を増やす．
　　　　　3）口頭命令に従う形式の課題とする．［例：「赤い丸にさわって下さい」］

B 単語の理解・産生　　3. 適切な単語の選択 ❿

❿ – a(1)　説明文と事物の名称が合っているものに ○ を，異なっているものに × をつけて下さい．

聴覚刺激	文字カード	○・×
1. ご飯をよそう道具	スプーン	[　　]
2. 身体を洗う場所	風　呂	[　　]
3. 時間を知らせる道具	時　計	[　　]
4. ビールの栓を抜く道具	栓抜き	[　　]
5. 髪を切る道具	鏡	[　　]

【対　象】適切な単語(名詞)の選択に障害のある患者．
【ポイント】説明文に合った適切な単語(名詞)を辞書項目から選択する能力の改善を図る．
【使用法】聴覚的に呈示された説明文と単語の文字カードが対応しているか否かを判定する．
【教　材】用途を説明する文とそれに対応する単語，あるいは対応しない単語の文字カードを用意する．
【留意点】視覚刺激(文字)を同時に呈示する．
【応　用】1) 刺激を文字で視覚的に呈示して行う．
　　　　　2) 刺激文の音読や復唱．
　　　　　3) 文節数を増やし，刺激文を長くする．あるいは文の内容を複雑にする．
　　　　　4) 説明文に該当する単語を選択肢の中から選ぶ．
　　　　　5) 呈示された説明文に該当する語を自由に想起する．

B 単語の理解・産生　3. 適切な単語の選択 ❿

❿-a(2)　絵の内容とお聞かせする文が合っていれば ○，異なっていれば × を [　] に記入して下さい．

聴覚刺激　　　　　　　　　○・×

1. 魚をすくう　　　　[　　]

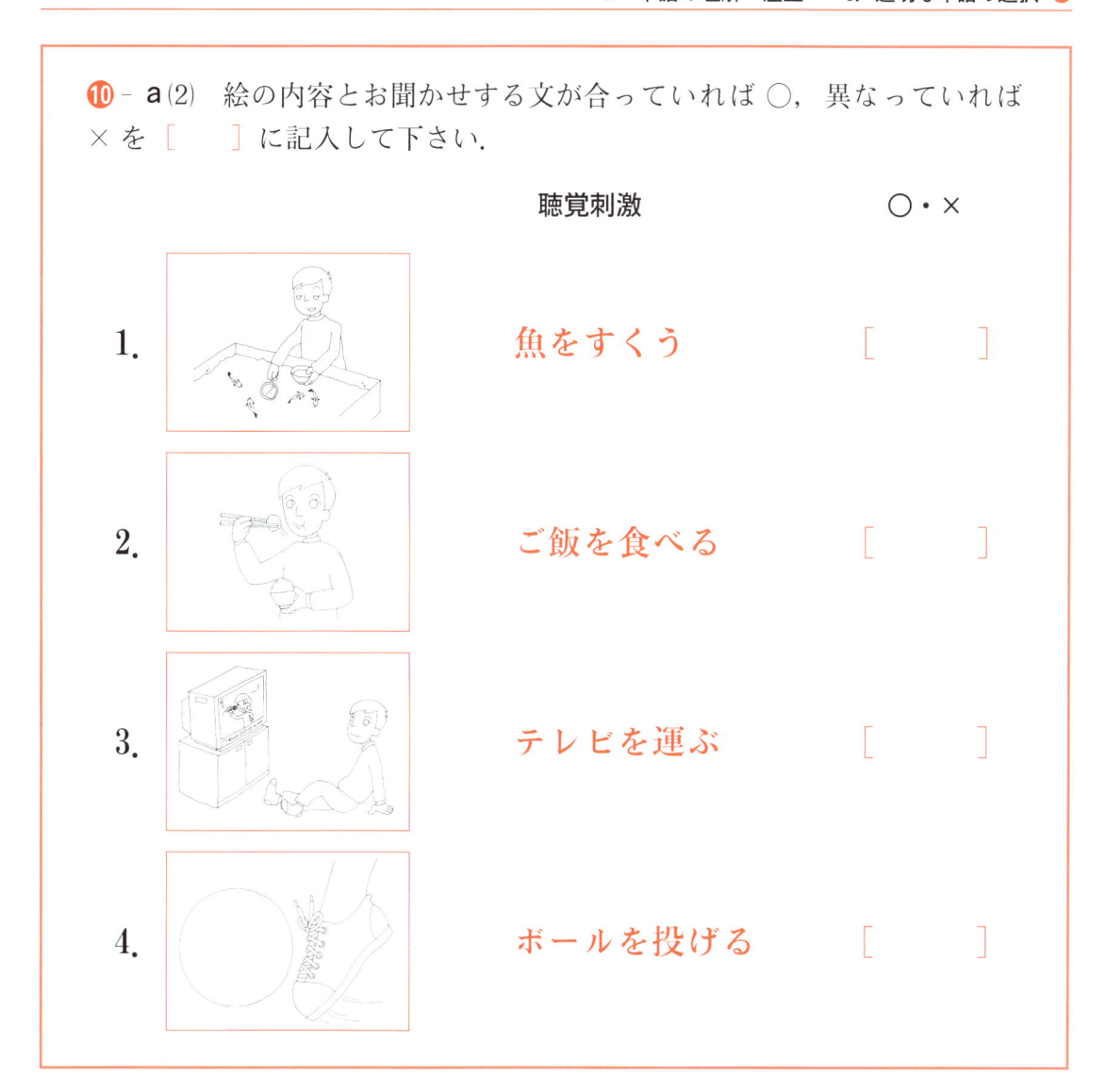

2. ご飯を食べる　　　[　　]

3. テレビを運ぶ　　　[　　]

4. ボールを投げる　　[　　]

【対　象】適切な動詞の選択に障害のある患者．
【ポイント】動作絵に合った適切な動詞を選択する能力の改善を図る．
【使用法】聴覚的に呈示された文と，動作絵カードを照合して正誤判定する．
【教　材】動作絵に対応した短文と，対応していない短文を用意する．
【留意点】聴覚刺激のみでは課題遂行が困難な場合には，視覚刺激（文字）を同時に呈示する．
【応　用】1）刺激を文字で視覚的に呈示して行う．
　　　　　2）刺激文の音読や復唱．
　　　　　3）文節数を増やし，文を長くする．あるいは文の内容を複雑にする．

B　単語の理解・産生　　3. 適切な単語の選択 ❿

❿-b(1) 〔　　〕の中から適切な語を選び，絵に合う文を作って下さい．

視覚刺激（文）

1. 子どもを〔あやす・たたく・しかる〕

2. 髪の毛を〔とかす・洗う・切る〕

3. 水を〔飲む・かぶる・吸う〕

4. 金魚を〔釣る・すくう・つかむ〕

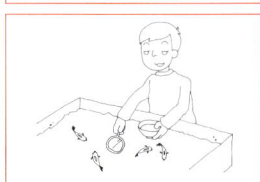

【対　象】適切な動詞の想起や選択に障害のある患者．
【ポイント】動作絵に合った動詞を選択する能力の改善を図る．
【使用法】動作絵の説明として適切と思われる動詞を選び，文を完成する．
【教　材】動作絵カードと動詞部分を選択肢とした文を用意する．
【留意点】1) 聴覚刺激を同時に呈示する．
　　　　　2) 選択肢の動詞1語と動作絵カードの正誤判定に変える．
　　　　　3) 聴覚刺激で副詞などのヒントを付与する．［例：子どもをよしよしと（　　　）］
【応　用】1) 文の音読や復唱．
　　　　　2) 文節数を増やし，文を長くする．あるいは文の内容を複雑にする．
　　　　　3) 選択肢を意味的関連のあるものに変える．
　　　　　　　［例："切る・削る・剃る・彫る・裂く"など］
　　　　　4) 選択肢なしで，動詞を想起する．
　　　　　5) 動詞のほか，名詞，形容詞部分についても選択する課題を行う．
　　　　　　　名詞　　［例：（　　　）を着る．"洋服・靴・メガネ"］
　　　　　　　形容詞　［例：（　　　）お菓子．"甘い・低い・寒い"］

B 単語の理解・産生　3. 適切な単語の選択 ❿

❿ - b(2)　下の☐の中から適切な語を選び，［　］に記入して下さい．

視覚刺激（文）

1. 自分の仕事に［　　　］を持つ．

2. 桜の［　　　］を撮る．

3. ［　　　］の平和を祈る．

4. ［　　　］の途中で退席した．

　　　　世界・会議・写真・責任

【対　象】適切な単語（名詞）の想起や選択に障害のある患者．
【ポイント】説明文に合った適切な単語（名詞）を選択する能力の改善を図る．
【使用法】選択肢から適切な単語（名詞）を選び，文を完成する．
【教　材】短文の一部を空欄とした文と選択肢を用意する．
【留意点】1) 聴覚刺激も同時に呈示する．
　　　　　2) 漢字に仮名をふる．
　　　　　3) 選択肢が1語ずつ書かれた単語カードを用意する．［　］の部分に単語カードを置く．
【応　用】1) 文の音読や復唱．
　　　　　2) 選択肢の数を増やす．
　　　　　3) 文節数を増やし，文を長くする．
　　　　　4) 選択肢に，同一カテゴリーの単語を入れる．

B　単語の理解・産生　　3. 適切な単語の選択 ❿

> ❿ - b (3) 〔　〕の中から適切な語を選び，○をつけてさい．
>
> **視覚刺激（文）**
>
> 1. 氷は　〔冷たい・甘い・かゆい〕
>
> 2. レモンは　〔黒い・白い・黄色い〕
>
> 3. 砂糖は　〔甘い・辛い・すっぱい〕
>
> 4. 夏は　〔寒い・涼しい・暑い〕
>
> 5. お花畑は　〔醜い・美しい・おいしい〕

【対　象】名詞と形容詞の組み合わせが困難な患者．
【ポイント】名詞に合った適切な単語（形容詞）を選択する能力の改善を図る．
【使用法】形容詞部分を選択肢とした文で，適切な文になるように形容詞を選ぶ．
【教　材】形容詞部分を選択肢にした文を用意する．
【留意点】1）名詞と形容詞とを組み合わせることが困難な場合，形容詞の理解課題から始める．
　　　　　［例："大きい・小さい"や"高い・低い"など］
　　　　2）選択肢の数を減らす．
　　　　3）聴覚刺激も同時に呈示する．
【応　用】1）文の音読や復唱・写字．
　　　　2）選択肢の数を増やす．
　　　　3）文節数を増やし，文を長くする．
　　　　4）形容詞部分を空欄にし，自由に想起する．
　　　　　［例：海は（　　　）．（　　　）お菓子］

B 単語の理解・産生　3. 適切な単語の選択 ⑩

⑩ - b(4)　下の☐の中から対になることばを選び，[　]に記入して下さい．

視覚刺激（文字）

1. 妻　　　　　　[　　　]

2. 兄　　　　　　[　　　]

3. 昔　　　　　　[　　　]

4. 味方　　　　　[　　　]

5. 先生　　　　　[　　　]

敵・生徒・弟・夫・今

【対　象】意味的関連のある単語の選択に障害のある患者．
【ポイント】呈示した名詞と対語・反意語の関係にある単語（名詞）を選択する能力の改善を図る．
【使用法】刺激語の対語あるいは反意語を選択する．
【教　材】単語，ならびにその語の対語・反意語を選択肢として用意する．
【留意点】視覚刺激（文字）のみでは課題遂行が困難な場合，聴覚刺激も同時に呈示する．
【応　用】1）単語の音読・復唱をする．
　　　　　2）刺激語の対語・反意語を自由に想起する．

B 単語の理解・産生　　3. 適切な単語の選択 ⑩

⑩ - C (1) [　　　] に適切なことばを記入し，絵に合う文を作って下さい．

視覚刺激（文）

1. 椅子に [　　　　　]

2. ひげを [　　　　　]

3. 本を [　　　　　]

【対　象】　短文の理解は良好であるが，動詞を想起し書字することが困難な患者．
【ポイント】　動作絵に合った動詞を想起し，書字する能力の改善を図る．
【使用法】　動作絵に対応した，適切な動詞を想起して文を完成する．
【教　材】　短文の一部（動詞部分）を空欄とした文を用意する．
【留意点】　1）聴覚刺激も同時に呈示する．
　　　　　　2）漢字に仮名をふる．
　　　　　　3）選択肢を呈示する．
【応　用】　1）完成した文の音読や復唱．
　　　　　　2）文節数を増やし，文を長くする．

B　単語の理解・産生　　3. 適切な単語の選択 ❿

❿ーC(2)　[　　]に適切なことばを記入し，文を完成させて下さい．

視覚刺激（文）

1. いちごは　[　　　　　]

2. 梅干は　　[　　　　　]

3. ビールは　[　　　　　]

4. 富士山は　[　　　　　]

5. 海は　　　[　　　　　]

【対　象】名詞に対応する形容詞を想起し，書字することが困難な患者．
【ポイント】名詞に合った形容詞を想起し，書字する能力の改善を図る．
【使用法】形容詞を想起し，文を完成する．
【教　材】形容詞部分を空欄にした文を用意する．
【留意点】1）聴覚刺激も同時に呈示する．
　　　　　2）形容詞部分に選択肢をつける．［例：梅干は"すっぱい・かわいい"］
【応　用】1）完成した文の音読や復唱．
　　　　　2）文節数を増やし，文を長くする．
　　　　　3）完成した文の写字．

B　単語の理解・産生　　3．適切な単語の選択 ❿

❿ − C(3)　[　　]に適切なことばを記入し，ことわざを完成して下さい．

視覚刺激（文）

1. 猫に　　　　　　　　[　　　　　]

2. 豚に　　　　　　　　[　　　　　]

3. 馬の耳に　　　　　　[　　　　　]

4. ひょうたんから　　　[　　　　　]

5. 知らぬが　　　　　　[　　　　　]

【対　象】慣用表現について，適切な単語を想起し，書字することが困難な患者．
【ポイント】ことわざを想起・書字する能力の改善を図る．
【使用法】ことわざの一部を想起し，文を完成する．
【教　材】ことわざの後半部分を空欄にした文を用意する．
【留意点】1）聴覚刺激を同時に呈示する．
　　　　　2）選択肢を呈示する．
　　　　　　　［例：はきだめに（　　　）．"金棒・鶴・すっぽん・蜂"］
　　　　　3）ことわざの意味を教示する．
【応　用】1）完成したことわざの音読や復唱．
　　　　　2）ことわざの意味を説明する．

C 文の理解・産生　1. 統語 ⓫

⓫-ⅰ)-a　これから文を言います．文の内容と絵が合っていれば ○，合っていなければ × を記入して下さい．

聴覚刺激　　　　　○・×

猫が熊をたたく　　[　　　　]

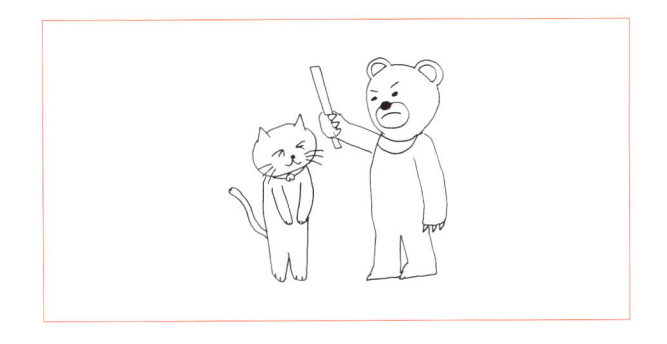

【対　象】　文の理解が困難な患者．
【ポイント】　文の内容と絵が合っているか否かを聞き取ることで，語順の理解の改善を図る．
【使用法】　短文を聞き，絵の内容と合っているか否かを判定する．
【教　材】　絵に対応する文と，絵に対応しない文を用意する．
【留意点】　1）指さし用に「○・×」用紙を作る．
　　　　　　2）聴覚刺激を繰り返す．
　　　　　　3）視覚刺激(文)を同時に呈示する．
　　　　　　4）主語と述語のみ，目的語と述語のみを聴き，正誤判定する．
　　　　　　　　［例：「猫がたたく」「熊をたたく」］
　　　　　　5）絵の内容に対応する文，対応しない文の双方を呈示して絵の内容と照合する．
【応　用】　1）文の音読や復唱．
　　　　　　2）目的語を文頭に置いた文を作成し正誤判定する．
　　　　　　　　［例：「熊を猫がたたく」］
　　　　　　3）絵の内容を口頭，もしくは書字で伝達する．
　　　　　　4）刺激を文字で視覚的に呈示して行う．

C 文の理解・産生　　1. 統語 ⑪

⑪-i)-b(1)　これから文を2つ言います．絵の内容と合っている文の番号を[　]に記入して下さい．

　　　　聴覚刺激

1. 猫が熊をたたく

　　　　　　　　　　　[　　　　]

2. 熊が猫をたたく

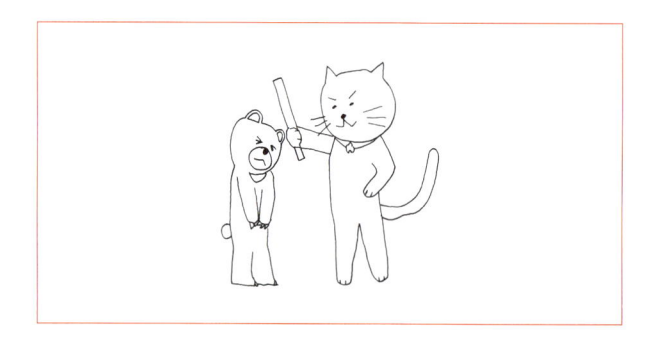

【対　象】文の理解が困難な患者．
【ポイント】絵の内容に合っている文を選択することで，語順の理解の改善を図る．
【使用法】短文を聞き，絵の内容と合っている文を選択する．
【教　材】絵の内容に対応する文と，対応しない文を用意する．
【留意点】1）聴覚刺激を繰り返し呈示する．
　　　　　2）視覚刺激（文）を同時に呈示する．
【応　用】1）文の音読や復唱．
　　　　　2）目的語を文頭に置いた文を作成し，絵に適合する文を選択する．
　　　　　　　［例：「熊を猫がたたく」「猫を熊がたたく」］
　　　　　3）絵の内容を口頭もしくは書字で伝達する．
　　　　　4）刺激を文字で視覚的に呈示して行う．

C 文の理解・産生　1. 統語 ⑪

⑪-ⅰ)-b(2)　☐の中から適切な文字カードを選び，絵に合う文を作って下さい．

視覚刺激

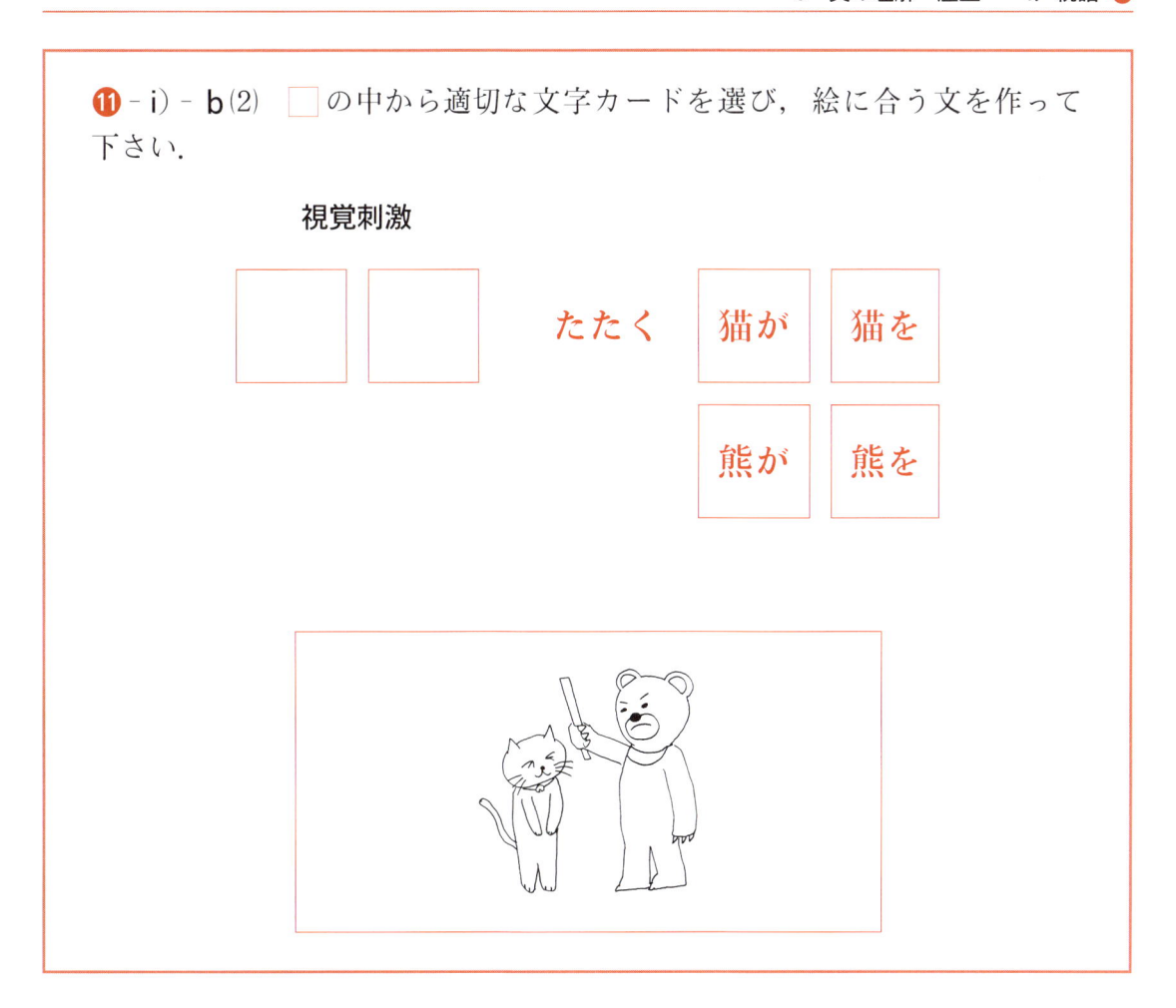

たたく　｜猫が｜　｜猫を｜

｜熊が｜　｜熊を｜

【対　象】　文の理解が困難な患者．
【ポイント】　絵の内容に合うように文節カードを選択することで，語順の理解の改善を促す．
【使用法】　絵の内容に対応する文を考え，文節カードを配列する．
【教　材】　動作絵カード，種々の文節カードを用意する．
【留意点】　1) 主語を指定する．
　　　　　　2) 文を音読し，絵に対応しているか否かを判定する．
【応　用】　1) 文の音読や復唱．
　　　　　　2) 文の写字．
　　　　　　3) 絵を見て内容を説明する．

C 文の理解・産生　　1. 統語 ⑪

⑪-ⅱ)-a　これから文をお聞かせします．内容が正しいかどうか教えて下さい．

聴覚刺激

1. ごはんで食べる
   ごはんに食べる
   ごはんを食べる

2. 椅子が座る
   椅子に座る
   椅子を座る

3. 電車が来ます
   電車に来ます
   電車の来ます

4. 鉛筆が書く
   鉛筆に書く
   鉛筆で書く

【対　象】格助詞の理解が困難なため文の理解に障害のある患者．
【ポイント】格助詞に注目して文を聞き正誤の判定をすることで，統語理解の改善を図る．
【使用法】短文を1つずつ聞き，格助詞が適切か否かを判定する．
【教　材】適切な格助詞が入った文と不適切な格助詞が入った文を用意する．
【留意点】1）文を聴覚刺激として繰り返し呈示する．
　　　　　2）視覚刺激（文）を同時に呈示する．
【応　用】1）文の音読や復唱．
　　　　　2）動詞を変え，動詞と特定の格助詞との結びつきを確認する．
　　　　　3）文節数を増やす．

C　文の理解・産生　1. 統語 ⓫

> ⓫-ⅱ)-b(1)　次の文を読み，正しいほうに ◯ をつけて下さい．
>
> 視覚刺激（文）
>
> 1. バスに帰る［　　　］　　　バスで帰る［　　　］
>
> 2. 戸で開ける［　　　］　　　戸を開ける［　　　］
>
> 3. 電話で話す［　　　］　　　電話が話す［　　　］
>
> 4. 鏡がみる　［　　　］　　　鏡をみる　［　　　］

【対　象】格助詞の理解が困難なため文の理解に障害のある患者．
【ポイント】格助詞に注目して正しい文を選択し，統語理解の改善を図る．
【使用法】対になる短文を読み，どちらの文が文法的に正しいか判定し選択する．
【教　材】適切な格助詞を含む文と，不適切な格助詞を含む文を対にして用意する．
【留意点】視覚刺激（文）のみでは課題遂行が困難な場合，聴覚刺激を同時に呈示する．
【応　用】1) 文の復唱．
　　　　　2) 文節数を増やす．
　　　　　3) 選択肢を増やす．
　　　　　4) 誤りのある文については正しい文になるように動詞を修正する．
　　　　　　［例：バスに帰る→乗る］

C 文の理解・産生　1. 統語 ⑪

> ⑪-ⅱ)-b(2) 〔　〕の中から適切な助詞を選び，○をつけて下さい．
>
> 視覚刺激（文）
>
> 1. ご飯〔を　で　に〕食べる．
>
> 2. いす〔が　に　を〕座る．
>
> 3. バス〔に　が　で〕乗る．
>
> 4. お茶〔を　で　に〕飲みます．
>
> 5. 洋服〔は　に　を〕着ます．

【対　象】格助詞の理解が困難なため文の理解に障害のある患者．
【ポイント】格助詞に注目して文を読み，正しい助詞を選択し，統語理解の改善を図る．
【使用法】視覚的に呈示された文について適切な助詞を選択する．
【教　材】2文節文で格助詞部分について3種類の選択肢を用意する．
【留意点】1）聴覚刺激を同時に呈示する．
　　　　　2）助詞を1つずつ呈示し，文の正誤判定をする．
【応　用】1）文の音読や復唱．
　　　　　2）文を写字する．
　　　　　3）文節数を増やす．
　　　　　4）選択肢を増やす．

C 文の理解・産生　1. 統語 ⑪

> ⑪ - ii) - b(3) 〔　　〕の中から適切な動詞を選び，○をつけて下さい．
>
> **視覚刺激（文）**
>
> 1. バスに〔乗る　走る　降りる〕
>
> 2. いすに〔立つ　座る　しまう〕
>
> 3. 電話で〔話す　かける　出る〕
>
> 4. 鏡で　〔待つ　映す　みる〕
>
> 5. 風呂に〔出る　わかす　入る〕

【対　象】格助詞の理解が困難なため文の理解に障害のある患者．
【ポイント】格助詞に注目して文を読み，格助詞に合った正しい動詞を選択することで統語理解の改善を図る．
【使用法】視覚的に呈示された文について適切な動詞を選択する．
【教　材】2文節文で名詞と関連する動詞を複数，選択肢としたものを用意する．
【留意点】1）聴覚刺激を同時に呈示する．
　　　　　2）動詞を1つずつ呈示し，文の正誤判定をする．
【応　用】1）文の音読や復唱．
　　　　　2）文の写字．
　　　　　3）文節数を増やす．
　　　　　4）選択肢を増やす．

C　文の理解・産生　1．統語 ⑪

⑪ - ii) - C (1)　絵の内容に合うように ［　　］ に適切な助詞を入れて文をつくって下さい．

視覚刺激（文）

猫 ［　　］ 熊 ［　　］ たたく

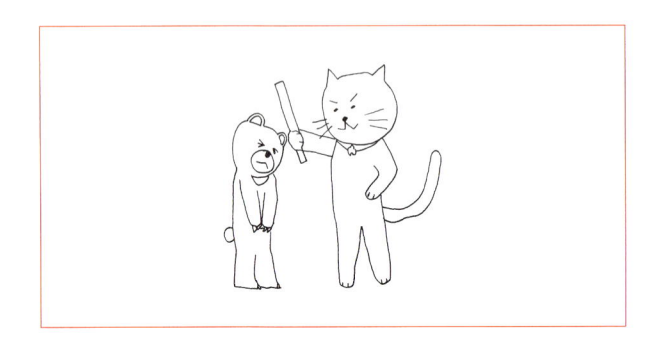

【対　象】格助詞の理解が困難なため文の理解と産生に障害のある患者．
【ポイント】絵に対応するように，格助詞を想起し，統語理解・文字の書字の改善を図る．
【使用法】絵に対応するように助詞部分を補完して文を完成する．
【教　材】動作絵と，絵を説明する文で，格助詞部分を空欄にしたものを用意する．
【留意点】1）聴覚刺激を同時に呈示する．
　　　　　2）格助詞を選択肢として呈示する．
【応　用】1）文の音読や復唱．
　　　　　2）文の写字．
　　　　　3）絵を見て，内容を伝える．

C 文の理解・産生　1. 統語 ⑪

⑪-ⅱ)-C(2)　[　]の中に適切な助詞を入れ，文を完成させて下さい．

視覚刺激（文）

1. のどが乾いたので，水[　]飲んだ．

2. デパートの前[　]，タクシーに乗った．

3. 雨が降っているので，傘[　]さす．

4. 富士山[　]頂上は，雪で覆われている．

5. 私[　]兄は，大学生だ．

【対　象】格助詞の理解が困難なため文の理解と産生に障害のある患者．
【ポイント】文を完成させるために，適切な格助詞を想起し，統語理解・文の書字の改善を促す．
【使用法】文中の空欄に適切な助詞を入れ，文を完成する．
【教　材】短文の格助詞部分を空欄にしたものを用意する．
【留意点】1）聴覚刺激を同時に呈示する．
　　　　　2）格助詞を選択肢として呈示する．
【応　用】1）文の音読や復唱．
　　　　　2）文の写字．
　　　　　3）文を長くし，格助詞補充部分の数を増やす．

C 文の理解・産生　2. 文の理解 ⓬

⓬-a　下の文を読み，その内容が正しければ「はい」，違っていれば「いいえ」に ○ をつけて下さい．

視覚刺激（文）

1. ダイヤモンドは宝石である．　　　［はい・いいえ］

2. 青信号は「進め」を表す．　　　　［はい・いいえ］

3. 東京はりんごの産地である．　　　［はい・いいえ］

4. 料理に爪きりを使う．　　　　　　［はい・いいえ］

5. 風邪をひくと体調が良い．　　　　［はい・いいえ］

【対　象】文レベルの理解に障害のある患者．
【ポイント】文を読み内容の正誤判定を行うことで，短文の理解の改善を促す．
【使用法】視覚的に呈示された文について，内容の正誤を判定する．
【教　材】一般的な内容について，正しい文と誤った文を用意する．
【留意点】視覚刺激（文）のみでは課題遂行が困難な場合，聴覚刺激を同時に呈示する．
【応　用】1）質問文を聴覚刺激のみで呈示し，正誤判定する．
　　　　　2）誤った文を修正して，正しい文にする．

C 文の理解・産生　2. 文の理解 ⑫

⑫-b　絵を見て，下の質問に対する答えを〔　　〕の中から選んで○をつけて下さい．

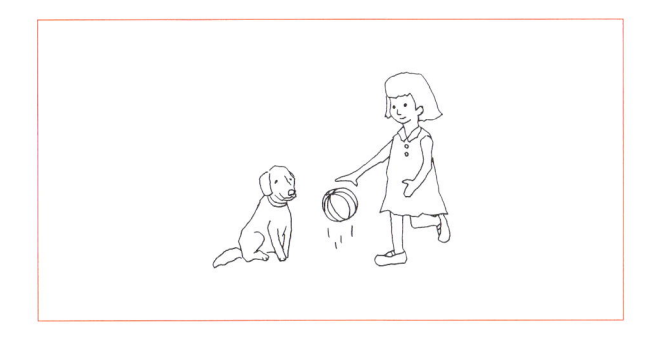

視覚刺激（文）

1. 女の子は何をしていますか．

〔縄跳び　　まりつき　　ケンケン〕

2. ここにいるのは女の子だけですか．

〔女の子と犬　　女の子だけ　　女の子と犬と猫〕

【対　象】文の理解に障害のある患者．
【ポイント】質問文を読み，絵に対応する正しい答えを選択することで，文の理解の改善を促す．
【使用法】呈示された絵について，質問文を読み，適切な答えを選択肢から選ぶ．
【教　材】情景画とそれに合う質問文，答えの選択肢3つを用意する．
【留意点】視覚刺激（文）のみでは課題遂行が困難な場合，聴覚刺激を同時に呈示する．
【応　用】1）質問文を聴覚刺激のみで呈示し，答えを選択する．
　　　　　2）絵の内容を説明する．

C 文の理解・産生　2. 文の理解 ⑫

⑫ - C(1)　次の文を読み，指示のとおりにして下さい．

視覚刺激（文）

1. 本を丸で囲んでください．
2. りんごを三角で囲んでください．
3. いすの横に四角を書いてください．
4. りんごと本を線で結んでください．
5. 本といすを点線で結んでください．
6. 絵の下にそれぞれの名称を書いてください．

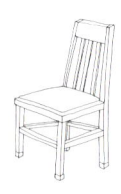

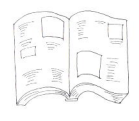

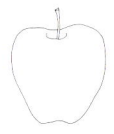

【対　象】　文の理解に障害のある患者．
【ポイント】　文を読み，指示に従うことで，文の理解の改善を促す．
【使用法】　視覚刺激（文）で呈示された指示に従う．
【教　材】　事物の絵を3つと，それを用いた指示文を用意する．
【留意点】　視覚刺激のみでは課題遂行が困難な場合，聴覚刺激を同時に呈示する．
【応　用】　1）指示の内容を複雑にする．
　　　　　　2）聴覚刺激のみで課題を行う．

C 文の理解・産生　2. 文の理解 ⑫

⑫ - C(2)　文を読んで，質問に答えて下さい．

視覚刺激（文）

1. 八百屋と薬屋の間には何軒ありますか．
2. この商店街には医院がありますか．
3. 子供服の店は床屋から数えて何軒目ですか．
4. 電気屋と金物屋の間には何がありますか．
5. 美容院のはす向かいは何ですか．
6. 魚屋の隣で八百屋の隣は何ですか．
7. 美容院から玩具屋まで全部で何軒ありますか．
8. 飯田歯科はどこにありますか．
9. 蕎麦屋はどこにありますか．
10. 玩具屋の隣は何ですか．
11. パン屋は何と何の間にありますか．
12. ラーメン屋の隣は本屋ですか．
13. 茶碗を買うにはどこへ行きますか．
14. 靴屋からスポーツ洋品店までは何軒ありますか．

床屋	
瀬戸物屋	八百屋
子供服	酒屋
電気屋	魚屋
蕎麦屋	菓子屋
金物屋	薬屋
	時計屋
交番	橋本医院
ラーメン屋	美容院
果物屋	靴屋
本屋	肉屋
花屋	パン屋
飯田歯科	文房具屋
傘屋	うなぎ屋
	スポーツ洋品店
クリーニング屋	写真屋
	玩具屋

【対　象】　複雑な文の理解に障害のある患者．
【ポイント】　複雑な内容の文を読み（聞き），質問に答えることで，文の理解の改善を促す．
【使用法】　視覚刺激（文）で呈示された指示に従う．
【教　材】　簡単な地図と，それについての質問を用意する．
【留意点】　1）視覚刺激のみでは課題遂行が困難な場合，聴覚刺激を同時に呈示する．
　　　　　　2）質問で取り上げられている場所の確認を行う．
【応　用】　1）質問文の内容をより複雑にする．
　　　　　　2）聴覚刺激のみで課題を行う．

C　文の理解・産生　3. 語の配列 ⑬

> ⑬ - a　正しい文かどうか教えて下さい.
>
> 　　　視覚刺激（文）
>
> 　　　1. ふたを／箱の／閉じる
>
> 　　　2. 小犬が／ボールを／くわえている
>
> 　　　3. 飛ぶ／飛行機が／空を
>
> 　　　4. 名前を／犬の／呼ぶ
>
> 　　　5. かすかな／光が／窓から／入る

【対　象】語の配列が困難なため，文の理解ならびに文の発話（書字）に障害のある患者．
【ポイント】語の適切な配列を確認することで，文の理解と文の発話（書字）の改善を促す．
【使用法】呈示された文が正しく配列されているかどうかを判定する．
【教　材】語順の配列が正しい文と，誤っている文を用意する．
【留意点】視覚刺激（文）のみでは課題遂行が困難な場合，聴覚刺激を同時に呈示する．
【応　用】1）語を並べ替えて適切な文を作る．
　　　　　2）文節数を増やす．
　　　　　3）文の復唱．
　　　　　4）文を書き取る．

C 文の理解・産生　3. 語の配列 ⑬

> ⑬-b　文を読み，意味の通る文になるように並べ替えて下さい．
>
> **視覚刺激（文）**
>
> 1. 針を／時計の／合わせる
>
> 2. 紹介する／職場の／同僚を
>
> 3. 積み残しが／出る／荷物の
>
> 4. 彼の／同意する／提案に
>
> 5. 合図する／たいて／発煙筒を

【対　象】　語の配列が困難なため，文の理解，文の発話（書字）に障害のある患者．
【ポイント】　語の適切な配列を行うことで正しい文を構成し，文の理解と文の発話（書字）の改善を促す．
【使用法】　順不同に配列した文節を並べ替えて，意味の通る文を作る．
【教　材】　語を順不同に配列した文を用意する．
【留意点】　1）聴覚刺激を同時に呈示する．
　　　　　　2）文節ごとのカードを作り，カードの並べ替えや音読（写字）をする．
【応　用】　1）文の音読や復唱．
　　　　　　2）文節数を増やす．
　　　　　　3）文を書き取る．
　　　　　　4）文の構造を複雑にする．

D 口頭表出　1. 構音プログラム ⑭

⑭ − C (1)　「真似をして動かしてみましょう」と教示する．

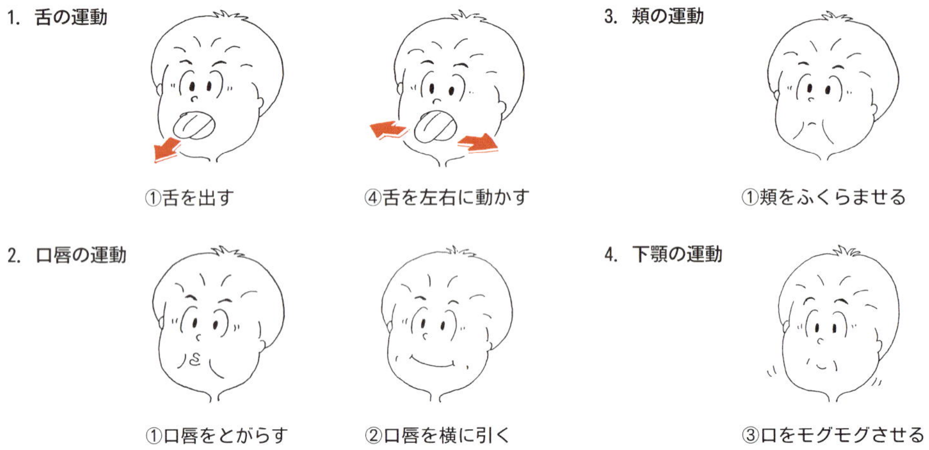

1. 舌の運動
①舌を出す
②舌を引っ込める
③舌を出す，引っ込める，を交互に繰り返す
④舌の先で口唇の右端，左端に交互に触れる
⑤舌の先で頬の内側を押す
　このとき，外側から手で抵抗を加える
⑥舌の先で上の前歯の裏側に触れる
⑦右の奥歯から左上の奥歯というように舌の先で歯列に沿って触れる
⑧口唇をなめる
⑨舌打ちをする

2. 口唇の運動
①唇をとがらせる（／う／と言うときの要領で）
②唇を横に引く（／い／と言うときの要領で）
③唇をとがらせる，横に引く，を交互に繰り返す

3. 頬の運動
①頬をふくらませる
　両側
　片側ずつ
②頬をへこませる（強く吸い込むように）

4. 下顎の運動
①下顎を左右にずらす
②下顎の開閉（歯をカチカチいわせる）
③口唇を閉じ，口をモグモグ，クチャクチャさせる

5. その他
①額にしわをよせる
②顔をしかめる
③鼻にしわをよせる
④両目をギュッと閉じる
⑤片目をつぶる
⑥眉をよせる

【対　象】　口腔顔面失行，発語失行，運動障害性構音障害を合併する患者．
【ポイント】　視覚的手がかりを用いて，構音器官の運動の改善を促す．
【使用法】　構音器官の動きを見て，運動を行う．
【教　材】　構音器官の運動方法を書いたプリントと鏡を用意する．
【留意点】　視覚的フィードバックを用いても模倣が困難な場合は，言語聴覚士が手や舌圧子を用いて動きを誘導する．
【応　用】　1）口頭命令に従って運動を行う．
　　　　　　2）連続動作のリズムや速度を変える．
　　　　　　3）構音器官の運動を図示したプリントに従い，自習する．

D 口頭表出　1. 構音プログラム ⑭

⑭ - c(2)

(口を大きく開けた図)	あ	口を大きく開ける．
(口唇を左右に引いた図)	い	口唇を左右に引く． 下顎はほとんど開かない．
(唇を丸めて突き出した図)	う	唇を丸めて突き出す． 下顎はほとんど開かない．
(口唇を左右に軽く引いた図)	え	口唇を左右に軽く引く． 下顎を少し開く．
(唇を丸めて軽く突き出した図)	お	唇を丸めて軽く突き出す． 口を軽く開ける．

【対　象】口腔顔面失行，発語失行，運動障害性構音障害を合併する患者．
【ポイント】視覚的手がかり（文字・口型図），聴覚的手がかりを用いて，構音器官の運動の改善を促す．
【使用法】文字と口型を見ながら，聴覚的に呈示された音を産生する．
【教　材】文字と口型・構音方法を書いたプリントと鏡を用意する．
【留意点】1）視覚的フィードバックを用いても模倣が困難な場合は，言語聴覚士が手や舌圧子を用いて動きを誘導する．
　　　　　2）母音から開始し，視覚的手がかりの多い子音（両唇音 p, b, m など）へ進む．
【応　用】1）復唱で構音する．
　　　　　2）文字と口型双方の呈示で，構音する．
　　　　　3）文字または口型のみの呈示で，構音する．

D　口頭表出　2．構音実行 ⑮

⑮-C(1)　次のことばを真似して言ってみましょう．

聴覚刺激および視覚刺激（文字）

1．「あ」語頭	2．「か」語中	3．「ら」語尾
あし	さかな	そら
あさ	ちから	むら
あお	ひかり	さら
あか	たから	とら
あめ	おかね	てら

【対　象】 口腔顔面失行，発語失行，運動障害性構音障害を合併する患者．
【ポイント】 単語の「語頭」・「語中」・「語尾」に配置した目標音の産生を復唱にて促し，口頭表出の改善を図る．
【使用法】 文字カード，もしくはプリントを見ながら，聞いた音を復唱する．
【教　材】 目標音が「語頭」・「語中」・「語尾」に含まれるような単語を用意する．
【留意点】 1) 視覚的なフィードバックが得やすい音（母音・口唇音）から開始する．
　　　　　2) 2～3モーラの単語から開始する．
　　　　　3) 構音点などを図で示す．
【応　用】 1) モーラ数を増やす．
　　　　　2) 音読する．
　　　　　3) 書き取り後，音読する．

D　口頭表出　2．構音実行　❶⑤

❶⑤ - C(2)　これからことばを言いますので，真似して下さい．

聴覚刺激および視覚刺激（文字）

1．拗音	2．促音
ひゃくえん（百円）	かっさい（喝采）
ちゃいろ（茶色）	りっとう（立冬）
しゅやく（主役）	あっせん（斡旋）
きゅうり（胡瓜）	ひっこし（引越）
しょうぎ（将棋）	しっぱい（失敗）
びょういん（病院）	じっかん（実感）

【対　象】 口腔顔面失行，発語失行，運動障害性構音障害を合併する患者．
【ポイント】 拗音や促音などの特殊表記音を復唱することで，構音運動の改善を促す．
【使用法】 文字カードもしくはプリントを見ながら聞いた音を復唱する．
【教　材】 拗音，促音などを含む単語が書かれたプリントを用意する．
【留意点】 構音動作を誇張して行い，音の呈示速度を落とす．
【応　用】 1）1つの単語のなかに2種類の特殊表記の音を含む単語を練習する．
　　　　　［例：「ひゃっかてん」「じっきょうちゅうけい」など］
　　　　2）「語中」・「語尾」に目標音がある語を練習する．
　　　　3）音読する．

D　口頭表出　2.　構音実行 ⓯

> ⓯ - C（3）　これからことばを言います．真似して下さい．
>
> **聴覚刺激および視覚刺激（文字）**
>
> 1. なく（泣く）――――だく（抱く）
>
> 2. さっか（作家）――――ざっか（雑貨）
>
> 3. ばじゅつ（馬術）――まじゅつ（魔術）

【対　　象】 口腔顔面失行，発語失行，運動障害性構音障害を合併する患者．
【ポイント】 構音点が同一で構音方法が異なる音を随意的に出し分けることで，構音運動の改善を促す．
【使用法】 文字カード，プリントを見ながら聞いた音を復唱する．
【教　　材】 構音点が同一で構音方法が異なる音を含む単語の対と鏡を用意する．
【留意点】 1）単音の出し分けをする．
　　　　　 2）構音方法は同一で構音点が異なる単語を練習する．
　　　　　　　［例：パン―缶，など］
　　　　　 3）構音点を図で示す．
【応　　用】 1）文で練習する．
　　　　　 2）音読する．

⑮ - C(4) 一緒に言ってみましょう．

聴覚刺激および視覚刺激（文字）

1. 曜日：月・火・水・木・金・土・日

2. 数字：1・2・3・4・5・6・7・8・9・10

3. 干支：子・丑・寅・卯・辰・巳・午・未・申・酉・戌・亥

【対　象】口腔顔面失行，発語失行を合併する患者．
【ポイント】自動化された発話を利用して，構音プログラムの改善を促す．
【使用法】文字カード・プリントを見て斉唱する．
【教　材】系列語を書いたプリントを用意する．
【留意点】1）言語聴覚士が見本を呈示した後，斉唱で行う．
　　　　　2）文字を指さしながらゆっくり斉唱を行う．
　　　　　3）口型を呈示する．
【応　用】1）復唱を行う．
　　　　　2）音読を行う．

E　書字表出　　1. 書字運動企画 ⑯

⑯-C(1)　右の絵の中から，例と同じ図形をなぞって下さい．

例

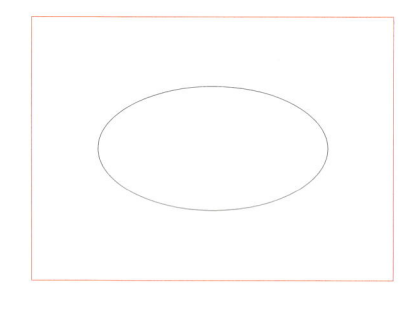

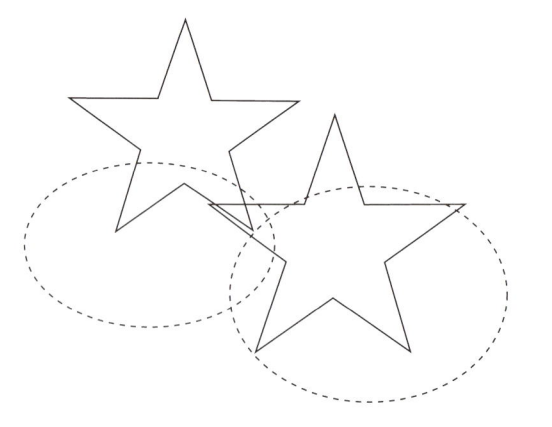

【対　象】重度の構成障害を有し，図形の模写も困難な患者．
【ポイント】簡単な図形のなぞり描きで書字運動の改善を促す．
【使用法】点線で描かれた図形をなぞる．
【教　材】丸・三角・四角などの簡単な図形が描かれたプリントを用意する．
【留意点】なぞり描きが困難な場合は手をとり誘導する．
【応　用】模写を行う．

E　書字表出　1．書字運動企画 ⑯

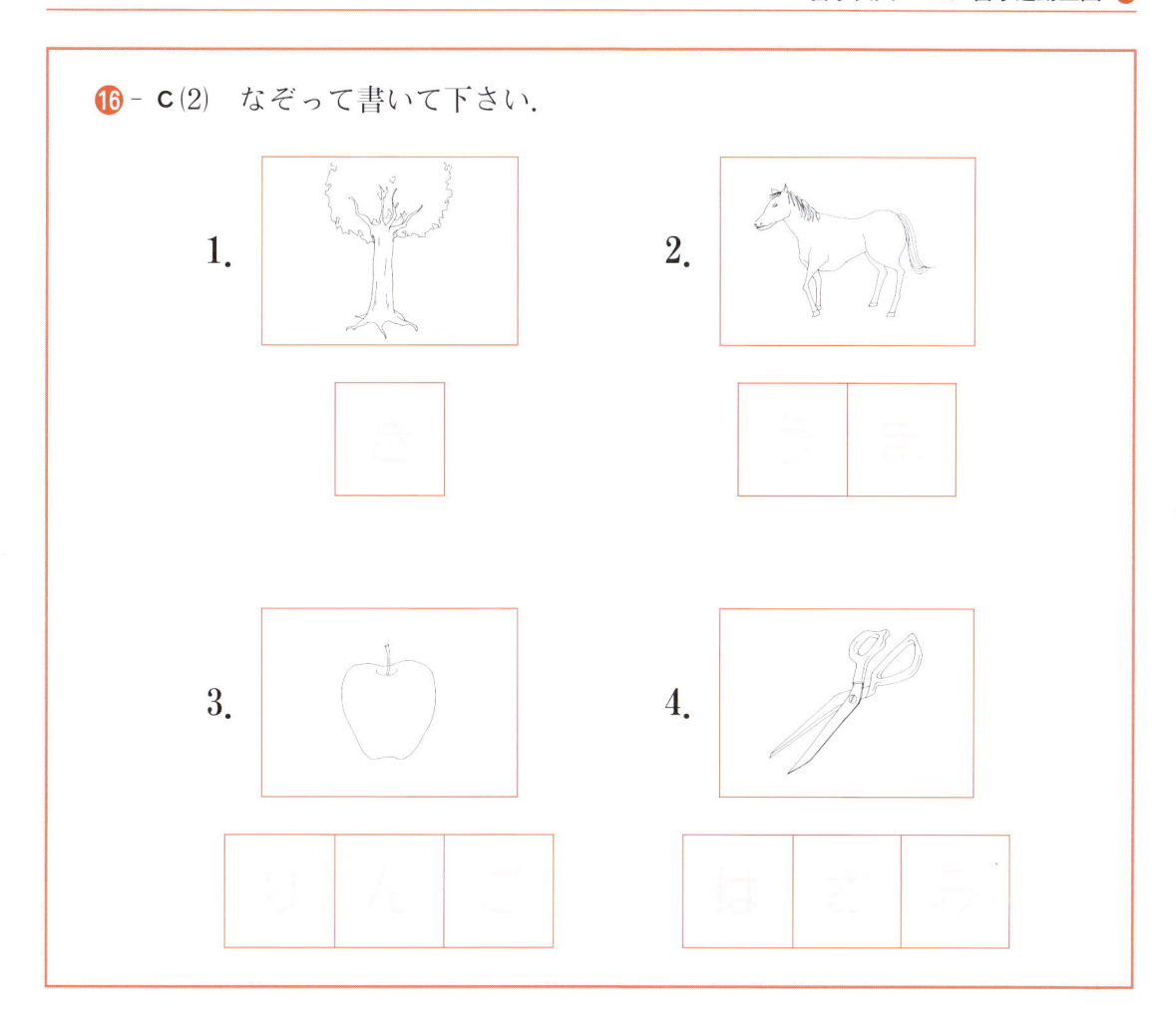

⑯ − C (2)　なぞって書いて下さい．

1. ［木の絵］　き
2. ［馬の絵］　うま
3. ［りんごの絵］　りんご
4. ［はさみの絵］　はさみ

【対　象】　文字の模写が困難な患者
【ポイント】　なぞり書きを利用して字画の構成を再学習し，書字運動の改善を促す．
【使用法】　点線で書かれた文字をなぞる．
【教　材】　絵と点線で仮名文字単語を書いたプリントを用意する．
【留意点】　1）筆順・運筆の方向を矢印で示す．
　　　　　2）なぞり書きが困難な場合は，手をとり誘導する．
【応　用】　1）模写する．
　　　　　2）絵と文字単語をランダムに呈示し，対応するものを線で結び，その後なぞり書きを行う．
　　　　　3）点線の種類（長さ・太さなど）を変え，ヒントを少なくする．
　　　　　4）漢字・片仮名について行う．

E　書字表出　　2．実行　⑰

⑰-C（1）　同じ図形を描いて下さい．

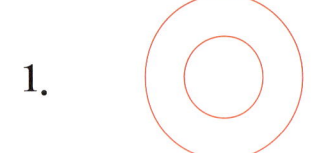

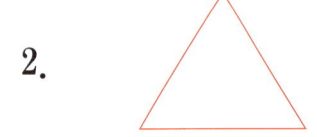

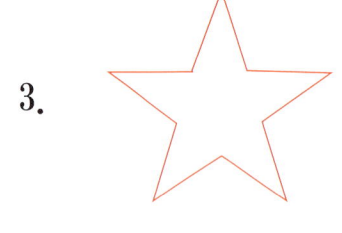

1. ◎

2. △

3. ☆

【対　象】重度の構成障害を有し，図形の模写も困難な患者．
【ポイント】図形の模写を通し，書字運動の改善を促す．
【使用法】図形を模写する．
【教　材】丸・三角・四角などの簡単なものから複雑な図形まで複数の図形が描かれたプリントを用意する．
【留意点】模写が困難な場合はなぞり描きをする．
【応　用】口頭指示に従って描画する．

❶ー c (2)　同じ数字を書いて下さい．

　　　　1.　　58　　　　［　　　　］

　　　　2.　　 7　　　　［　　　　］

　　　　3.　　126　　　［　　　　］

　　　　4.　　39　　　　［　　　　］

　　　　5.　　465　　　［　　　　］

【対　象】　数字の模写が困難な患者．
【ポイント】　数字の模写を通し，書字運動の改善を促す．
【使用法】　数字を模写する．
【教　材】　数字（一桁から桁数を増やす）の書かれたプリントを用意する．
【留意点】　1）模写が困難な場合はなぞり書きをする．
　　　　　　2）桁数を減らす．
【応　用】　1）口頭指示で書き取る．
　　　　　　2）桁数を増やす．

E　書字表出　　2．実行 ⑰

> ⑰ - C(3)　同じ文字を書いて下さい．
>
> 　　　　1. て　　　　　　［　　　　］
>
> 　　　　2. ほん　　　　　［　　　　］
>
> 　　　　3. つくえ　　　　［　　　　］
>
> 　　　　4. ふりかけ　　　［　　　　］

【対　象】　文字の模写が困難な患者．
【ポイント】文字の模写を通し，書字運動の改善を促す．
【使用法】　文字を模写する．
【教　材】　文字単語を書いたプリントを用意する．
【留意点】　1）模写が困難な場合はなぞり書きをする．
　　　　　　2）筆順・運筆の方向を矢印で示す．
【応　用】　1）口頭指示に従い書き取る．
　　　　　　2）漢字・片仮名について行う．

F　総合課題　　1．絵カードの説明—1．動作説明

総合課題1　次の絵は何をしているところか説明して下さい．

1. (説明) _____

2. (説明) _____

3. (説明) _____

【対　象】語を配列し文を作ることが困難な患者．
【ポイント】喚語および統語，文の発話(書字)の改善を促す．
【使用法】絵を呈示し，発話(書字)を促す．動作絵カードについて動作の説明を行う．
【教　材】動作絵を用意する．
【留意点】1) 主語またはポイントとなる語をヒントとして，動詞を想起する．
　　　　　2) 主語・ポイントとなる語・動詞を別々に書いたカードを用意し文を作り，音読する．
　　　　　3) ジェスチャーで表現する．
【応　用】コマ漫画の説明を行う．

F 総合課題　2. 絵カードの説明―2. 用途説明

総合課題 2　絵の物品は，どのようなものか説明して下さい．

1. （説明）＿＿＿＿＿＿＿＿＿＿＿＿＿＿＿＿＿＿＿＿

2. （説明）＿＿＿＿＿＿＿＿＿＿＿＿＿＿＿＿＿＿＿＿

3. （説明）＿＿＿＿＿＿＿＿＿＿＿＿＿＿＿＿＿＿＿＿

【対　象】　語を配列し文を作ることが困難な患者．
【ポイント】　喚語および統語，文の発話(書字)の改善を促す．
【使用法】　絵を呈示し，発話(書字)を促す．
　　　　　　名詞絵カードについて用途の説明を行う．
【教　材】　名詞絵カードを用意する．
【留意点】　1) 主語またはポイントとなる語をヒントとして，動詞を想起する．
　　　　　　2) 主語・ポイントとなる語・動詞を別々に書いたカードを用意し文を作り，音読する．
　　　　　　3) ジェスチャーで表現する．
【応　用】　聴覚的に呈示された物品名について用途説明を行う．

F　総合課題　3. 漫画の説明

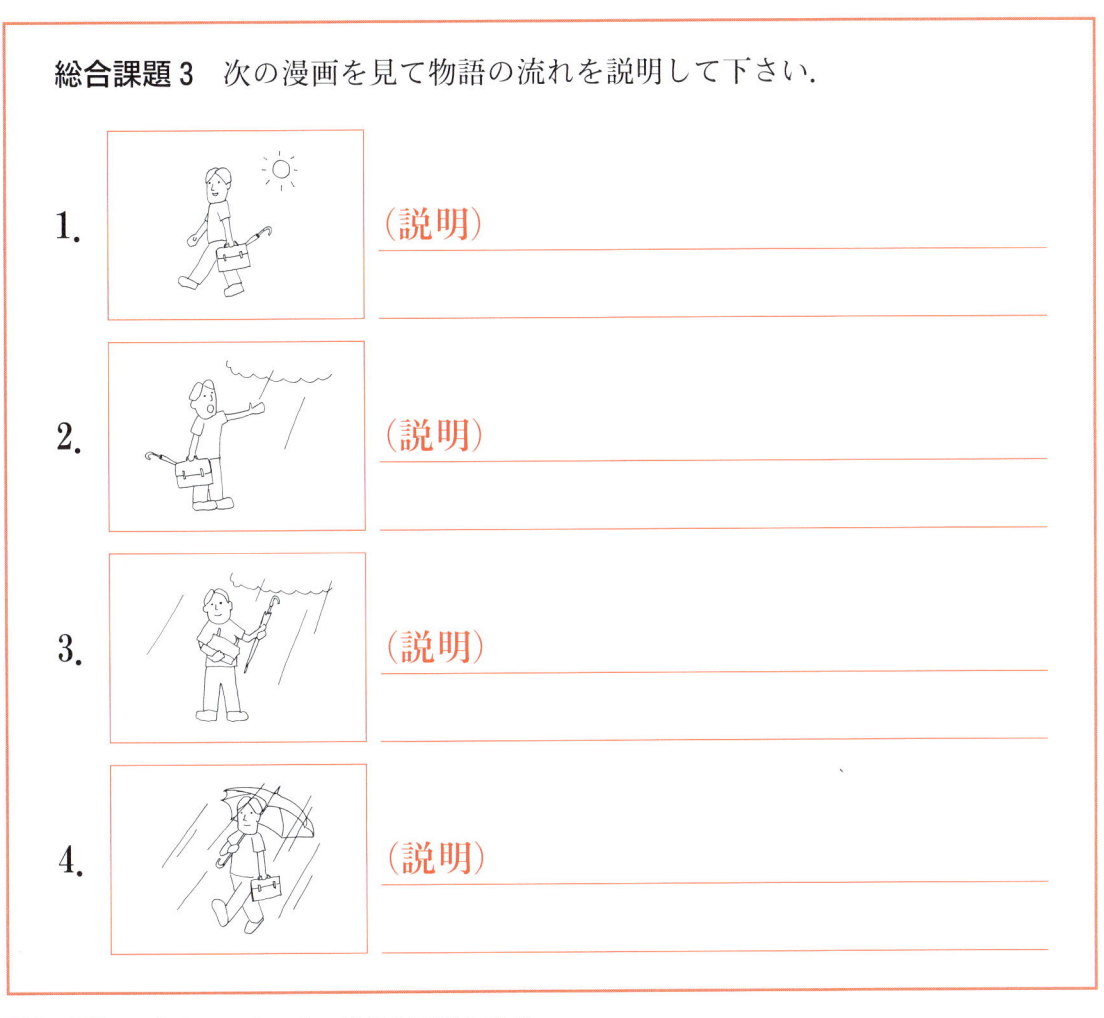

総合課題3　次の漫画を見て物語の流れを説明して下さい.

1. （説明）＿＿＿＿＿＿＿＿＿＿＿＿＿＿＿＿＿＿＿＿＿＿＿＿＿＿

2. （説明）＿＿＿＿＿＿＿＿＿＿＿＿＿＿＿＿＿＿＿＿＿＿＿＿＿＿

3. （説明）＿＿＿＿＿＿＿＿＿＿＿＿＿＿＿＿＿＿＿＿＿＿＿＿＿＿

4. （説明）＿＿＿＿＿＿＿＿＿＿＿＿＿＿＿＿＿＿＿＿＿＿＿＿＿＿

【対　象】　まとまりのある文の発話が困難な患者.
【ポイント】　起承転結のある話を理解し，それを文章で表現することで，言語的思考・文の発話の改善を促す.
【使用法】　4コマ漫画を呈示し，文の発話を促す.
【教　材】　4コマ漫画を用意する.
【留意点】　1）主語もしくはポイントとなる語をヒントとして，述部を発話する.
　　　　　　2）4コマの各コマを表す文章カードを別々に呈示し，物語の流れに沿うように並べ替える.
　　　　　　3）コマ数を減らす.
　　　　　　4）漫画についての質問に答える.
【応　用】　1）話にオチがある場合，そのオチを説明する.
　　　　　　2）漫画の説明を書字で行う.
　　　　　　3）ランダムに呈示された4コマを，物語の流れに沿うように並べ替え，内容について説明する.
　　　　　　4）コマ数を増やす.

F　総合課題　4. クロスワードパズル

総合課題4　クロスワードパズル

	1		b
a		2 ア	
	3		

〈縦のカギ〉

a．海に住む軟体動物で，足が10本

b．アフリカに住む哺乳動物，さるに似ているが体は大きい

〈横のカギ〉

1．丸くて赤い果物，青森の名産

2．地中に住む，黒く小さい働き者の虫

3．影像をフィルムに記録する機械

【対　象】　喚語困難がある患者．また書字が困難な患者，モーラの抽出・分解が困難な患者．
【ポイント】　喚語および書字の改善を促す．
【使用法】　クロスワードパズルを行う．
【教　材】　クロスワードパズルを用意する．
【留意点】　1) 語頭音を呈示する．
　　　　　2) カギの文理解が困難な場合，同時に聴覚刺激を呈示する．
　　　　　3) 問題数を減らす．
【応　用】　1) 濁音・拗音など特殊表記音を含む単語を加える．
　　　　　2) 市販のパズル雑誌のクロスワードパズル(難易度が高い)を使用する．
　　　　　3) 漢字のクロスワードパズルを行う．

F 総合課題　5. 方位課題

総合課題5　指示の通りに，マス目に文字を書いて下さい．

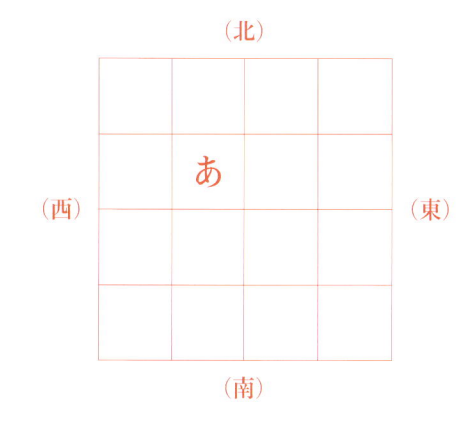

（北）　　　　　　　　　聴覚刺激

（西）　あ　（東）　　「あ」のマスから出発します．

（南）

1. 1マスずつ東，南，東に進み〔い〕と書く．

2. 1マスずつ北，西，南に進み〔う〕と書く．

3. 1マスずつ東，北，東，南に進み〔え〕と書く．

【対　象】複雑な文の指示理解が困難な患者，または空間的位置の把握が困難な患者．
【ポイント】空間的位置の理解および複雑な文の指示理解の改善を促す．
【使用法】図を用い，聴覚的に呈示された指示に従いマス目上を移動する．
【教　材】マス目を書いた紙，マス目上の移動を指示する文を用意する．
【留意点】1）指示文を短くする．［例：1マス東に進む］
　　　　　2）視覚刺激（文）を同時に呈示する．
【応　用】1）指示文を長くする．
　　　　　2）簡単な市街図を用い，指示に従ってたどる．
　　　　　3）刺激を文字で視覚的に呈示して行う．

F 総合課題　6. 新聞・ニュースの要約

総合課題 6　これから新聞記事を読みます．内容をまとめて書いて下さい．

聴覚刺激および視覚刺激（文）

5月16日午前6時46分ごろ，関東から東北にかけて広い範囲で地震があった．茨城県水戸市で，震度6弱を記録したほか，福島県の周辺各地で震度5強を記録した．震源地は大洗沖（太平洋）で，震源の深さは約48キロ，震源の規模を示すマグニチュード（M）は6.1と推定される．この地震で，茨城県と福島県で2人の行方不明者が出たほか，5県で計131人の重軽傷者が出た．建物の倒壊も相次ぎ，各地で臨時の避難所が設けられた．

【対　象】 複雑な文章の理解や書字が困難な患者．
【ポイント】 統語，聴覚的記銘および言語的思考を必要とし，文の聴覚的理解・読解・書字の改善を促す．
【使用法】 聴覚的および視覚的に呈示された新聞記事について，内容を要約して書く．
【教　材】 新聞記事と紙を用意する．記事の選択は失語症の重症度や，興味に合わせる．
【留意点】 1) 短めの記事を使用する．
　　　　　2) メモを取り，それを参考に要約する．
　　　　　3) 音読する．
【応　用】 1) 聴覚刺激のみ呈示して行う．
　　　　　2) 文章を読み，内容を要約して発話する．
　　　　　3) 内容にあった見出しを考える．
　　　　　4) 自分の意見を書く．
　　　　　5) 内容について話し合う．

総合課題 7　日記を書いて下さい．

例：今日は，朝から天気がよかったので，散歩に行きました．

- 【対　象】思考を文章で表出するのが困難な患者．
- 【ポイント】日常の出来事や考えを文章にすることで，作文能力の改善を促す．
- 【使用法】ノートに日記を書く．
- 【教　材】ノートと鉛筆を用意する．
- 【留意点】1) 文の書字が困難な場合には，覚え書きのように単語を書く（その日の食事の献立，見たテレビ番組名，出かけた場所など）．
  2) 言語聴覚士が時程を書き，そこにスケジュールや出来事を書き込む．
- 【応　用】1) 書いたものを音読する．
  2) 手紙を書く．

F　総合課題　　8. 指定した語を使用する発話・作文

総合課題 8　次の言葉を使って，文を作って下さい．

視覚刺激（文字）

1. 犬　＿＿＿＿＿＿＿＿＿＿＿＿＿＿＿＿＿＿＿

2. ひらひらと　＿＿＿＿＿＿＿＿＿＿＿＿＿＿＿

3. 共感　＿＿＿＿＿＿＿＿＿＿＿＿＿＿＿＿＿＿

【対　象】言語的思考および表現に障害が認められる患者．
【ポイント】指定語を用いた文の発話・作文を行うことで，言語的思考力，表現力の全般的な改善を促す．
【使用法】指定された語を用いて，文レベルの発話もしくは書字を行う．
【教　材】単語カードを用意する．
【留意点】1）単語の下に助詞をつけて呈示する．［例：「犬が」「犬を」など］
　　　　　2）述語を選択肢として呈示する．
　　　　　3）聴覚刺激を同時に呈示する．
【応　用】1）指定する語の数を増やす．［例：「犬」と「犬小屋」で文を作るなど］
　　　　　2）文の一部を空所にし，当てはまる語をできるだけ多く想起する．
　　　　　　［例：風邪をひいて（　　　　　）］

F　総合課題　9. テーマに沿った発話・作文

総合課題 9　次の質問に答えて下さい．

例：「ラーメンの作り方を教えて下さい」

_____
_____
_____

【対　象】　まとまった発話がある程度可能な患者．

【ポイント】　内容を順序立てて発話することで，言語的思考，喚語，統語，記銘など総合的な能力の改善を促す．

【使用法】　テーマに沿った発話を促す．

【教　材】　さまざまなテーマを決め，カードに記す．

【留意点】　1） 具体的で順序を追いやすいテーマ［例：「1日の過ごし方」「トランプの7並べのやり方」など］を選ぶ．
　　　　　2） 発話に詰まった場合，「それでどうしましたか」など先を促すような言葉かけをする．

【応　用】　1） 作文する．
　　　　　2） テーマをより抽象的なものにする．［例：「少子化」「少年非行」など］
　　　　　3） グループ訓練にしてテーマについて話し合う．

F　総合課題　10. 回文

> **総合課題 10**　反対から言って下さい．
>
> 　　　　　視覚刺激（文字）
>
> 1. とまと
> 2. しんぶんし
> 3. たけやぶやけた
> 4. わたしまけましたわ
> 5. うついけんしんけいつう
> 6. かるいきびんなこねこなんびきいるか

【対　象】仮名文字の音韻抽出が困難，もしくは構音プログラムが困難な患者．
【ポイント】仮名文字の音読の改善を促す．
【使用法】単語，文を音読する．
【教　材】前から読んでもうしろから読んでも同じになる文（回文）を用意する．
【留意点】1）短い語を音読する．
　　　　　2）文字を指で指し示しながら音読する（または斉唱する）．
【応　用】1）聴覚刺激のみで反対から言う．
　　　　　2）回文を作る．

総合課題 11 しりとりをしましょう．

聴覚刺激

しりとり　→りんご　→ごきぶり　→りす　→すいか　→………

【対　象】語想起が低下している患者，モーラの抽出・分解が困難な患者．
【ポイント】喚語，モーラの抽出・分解の改善を促す．
【使用法】はじめの語を決め，そこからしりとりをする．言語聴覚士と交互に行うか，参加者同士で行う．
【教　材】黒板，紙を用意する．
【留意点】1) モーラの抽出が困難な場合は，言語聴覚士が語頭音を呈示する．もしくは黒板などに文字を書き，文字からモーラの抽出を行う．
2) 語想起が困難な場合は，目標音ではじまる単語のイメージをヒントとして呈示する．
　［例：「つ」-〈月〉「夜空に見える丸いもの」］
【応　用】1) 書字でしりとりを行う．
2) 想起する語のカテゴリーを限定する．［例：乗り物，動物］

F 総合課題　12. なぞなぞ

総合課題 12　なぞなぞをしましょう．

聴覚刺激および視覚刺激（文）

1. 影，写真，手形，この中で必ず実物と同じ大きさになるのは？（手形）

2. 100から99，98…と逆に数えていって初めて「9」がなくなる数は？（88）

3. さかさまに読むと体の一部を表すことばになる鳥は？（たか）

4. 2泊3日の旅行．日曜日に出発したら帰ってくるのは何曜日？（火曜日）

【対　象】中等度から軽度の失語症患者，言語的思考に障害がある患者．
【ポイント】柔軟な言語的思考・文の理解・喚語の改善を促す．
【使用法】なぞなぞの出題文が書かれたカードを受け取り，言語聴覚士が音読するのを聞き，答える．
【教　材】なぞなぞを書いたカードを用意する．
【留意点】語頭音や具体的なヒントを呈示する．
【応　用】1）なぞなぞを作る．
　　　　　2）文字カードを音読して答える．

F　総合課題　13. 場面設定

総合課題 13　次のような場面で役割を決めてお話をしましょう．

例　1. 電話　　　自分と相手

　　2. 買い物　　客と店員

　　3. 病院　　　医師と患者

【対　象】 重度から軽度までの失語症患者．
【ポイント】 日常生活における実用的なコミュニケーション能力の改善を促す．
【使用法】 設定した場面や役割に合わせて言語聴覚士とやりとりをする．
【教　材】 患者の必要性や，障害の重症度に対応した場面と役割を設定する．
【留意点】 発話だけでなく身振り，書字，描画も活用する．
【応　用】 1）グループ訓練に導入する．
　　　　　2）言語室内，病院内，家庭内と徐々に応用範囲を広げ実際場面に近づける．

F 総合課題　14. PACE(Promoting Aphasics' Communicative Effectiveness)

総合課題 14　絵カードを1枚選び，その内容を説明して下さい．説明するときには，お話だけでなく，書字，ジェスチャー，描画などどんな方法を用いても結構です．

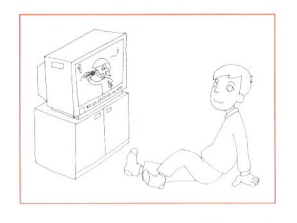

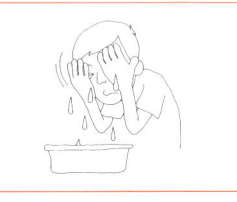

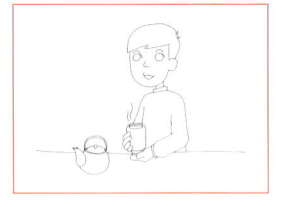

【対　象】重度から軽度までの失語症患者．
【ポイント】日常生活における実用的なコミュニケーション能力の改善を促す．
【使用法】視覚的に呈示された絵カードの内容を言語聴覚士に説明する．その際の伝達手段は限定せず，発話，書字，描画，ジェスチャーなど何を用いてもよい．
【教　材】絵カード(事物の絵カードから情景画まで)を準備する．
【留意点】発話だけでなく身振り，書字，描画も活用する．
【応　用】1) グループ訓練に導入する．
　　　　　2) 伝達手段を限定する．
　　　　　3) 伝達内容を複雑にし，難易度を上げる．

III 注意すべき点

　失語症の言語訓練において教材の果たす役割は大きい．教材は種々の場面できわめて一般的に使用される．しかし一方で，とりあえず施行可能な教材から始めてみるというように安直に使用される場面もある．個々の症状に適切に対応した教材が選ばれているかどうかという観点から，見直しが必要なこともある．先にも述べたように，言語機能について，たとえ似たような症状を呈しているとしても，背景となる条件が異なっていれば全く同じ状況であることはまずない．したがって同じ教材を用いても，ある症例では言語機能の改善が得られたにもかかわらず，別の症例では同じような改善が得られないということはしばしば経験されるところである．

　絵カードの呼称という教材を例にとってみる．失語症の教材というと，まず最初に思い浮かべられるといってよいほど，よく用いられる．喚語障害は失語症における基本的な症状の1つであり，失語症では多かれ少なかれこの問題を認めるのは事実である．しかし評価において，呼称の成績が悪いからといってすべての症例に絵カードの呼称が適用できるかというと，そう簡単ではないのである．現象としては呼称が難しいということがあっても，その背景にある問題は，事物の視覚的認知の問題に始まり，脳内辞書からの適切な語の選択の問題，音韻の抽出・配列の問題，構音プログラムに至る問題など，さまざまである．場合によってはこれらのうち複数の問題が関与していることもある．適切な語の選択の問題をもつ患者と構音プログラムの問題をもつ患者では当然のことながらそれぞれに対して異なる教材が用いられなければならない．この例でも示されるように普遍的に使用できる教材というものはない．症例のもつ問題を客観的に把握することが必須である．この機能のこの部分が問題であるので，この教材を用いるという方針が事前に立てられている必要がある．

　課題の難易度について，一般には7割程度の正答が得られる状態が難しすぎず，やさしすぎず適切であるといわれている．正答率がそれより常に高いのであれば，その課題は当該の失語症患者にとってやさしすぎるということである．逆に常に正答率が4割しかないのであれば，その課題は難しすぎるということを意味している．教材の適否についてこまめにチェックすることも重要である．

　症例によっては教材の種類について好みを主張する場合がある．今，最も改善を必要とする問題はどれかということを見極め，今後必要とされる言語機能も考慮に入れ

III 注意すべき点

たうえで，可能であれば本人の好みを取り入れることも時に必要である．好まない教材よりは好む教材で良好な反応が得られる場合もある．

　言語機能の障害に加え種々の問題がある症例や，言語機能の障害が主たる問題であっても，自己の状況に対する自覚が乏しい症例などでは，課題施行に先立ち，言語機能以外の障害について先に対応したり，障害に対する自覚を促したりするなど環境調整が必要な場合がある．いずれにせよ，教材の導入については，十分な検討と配慮が必要であることはいうまでもない．

　本書に掲載してある教材については，どのような問題をもつ場合に使用されるのが適切かということが書かれているが，これもあくまでも目安である．また教材のすべてが本書に掲載されているわけではない．

　さらに，教材を用いた課題を施行することだけが失語症の言語訓練のすべてではないことも改めて肝に銘じておく必要がある．教材が何も手元になくても，失語症に対する効果的な言語訓練を行うことは可能である．症例によってはむしろそのほうが良好な反応を引き出せる場合もある．教材に頼りすぎるのは禁物である．

　その意味で本書が失語症の言語訓練を考え，教材を考える際のヒントとして利用されれば幸いである．

IV 教材入手について

(本書に載せたオリジナルの教材のほかに，市販されているものも教材として使用可能である．以下にそのリストを挙げる．)

1. 語彙・文

構音訓練のためのドリルブック：日本音声言語医学会編著，協同医書出版社，1995年(2,900円)
声を出して読む日本語の本　豊かな声をつくる早口言葉と滑舌例題集：塩原慎次朗，創拓社，1987年(1,500円)
新訂言語治療用ハンドブック：田口恒夫 編，日本文化科学社，1996年(3,000円)
日本語教育基本語彙七種　比較対照表(日本語教育指導参考書9)：国立国語研究所，大蔵省印刷局，1982年(1,000円)
日本語教育のための基本語彙調査：国立国語研究所，秀英出版，1984年(6,000円)
日本語の発声レッスン一般編(改訂新版)：川和 孝，新水社，1988年(1,200円)
発音改訂版(教師用日本語教育ハンドブック6)：国際交流基金日本語国際センター，凡人社，1990年(1,214円)
品詞別・レベル別1万語語彙分類集：専門教育出版 編，専門教育出版，1991年(9,515円)
よく使われる新聞の漢字と熟語：豊田豊子，凡人社，1981年(1,500円)

2. エッセイ・小説

新潮カセットブックシリーズ：新潮社，(1,600円～)
窓ぎわのトットちゃん：黒柳徹子，講談社，(講談社文庫)，1984年(533円)
私の浅草：沢村貞子，新潮社，(新潮文庫)，1987年(438円)

3. 絵カード・イラスト教材

絵カード2001　全4巻：エスコアール，(各29,000円)　〒299-1142　君津市坂田356-1
絵で教える日本語：野元千寿子 他，凡人社，1989年(10,000円)
　　〒102-0083　東京都千代田区麹町　6-2麹町ニュー弥彦ビル2F
大判漢字絵カード：くもん出版，(各971円)
カラーイラスト集：横浜コミュニケーション障害研究会　荻生正彦，(1,500円)
　　〒227-0036　横浜市青葉区奈良町1802　緑協和病院
言語訓練用絵カードマニュアル：コミュニケーション障害臨床研究グループ，(2,000円)
　　〒259-1132　伊勢原市桜台1-22-15-703
言語訓練用情況絵カード(絵カードその3)：コミュニケーション障害臨床研究グループ，(8,000円)
　　〒259-1132　伊勢原市桜台1-22-15-703
言語訓練用動作絵カード：コミュニケーション障害臨床研究グループ，(5,000円)
　　〒259-1132　伊勢原市桜台1-22-15-703
言語訓練用名詞絵カード：コミュニケーション障害臨床研究グループ，(5,000円)
　　〒259-1132　伊勢原市桜台1-22-15-703
ことば遊び　絵カード　全10巻：すずき出版，(各7,500円)
ことばと発音を育てる教材セット：日本文化科学社，(70,000円)
失語症言語訓練カード：加藤正弘 監修，小嶋知幸・佐野洋子 著，2000年(98,000円)

Ⅳ 教材入手ついて

失語症の言語治療：笹沼澄子 他，医学書院，1978 年（8,800 円）
初級者のための日本語の絵教材：丸山敬介，凡人社，1991 年（1,200 円）
図画辞典（大型新版）：野ばら社，1994 年（971 円）
せいかつ図鑑カード：くもん出版，（各 900 円）
動作絵カード　Mighty　V－303：生活倶楽部きりん，（9,000 円）
　〒510-0961　四日市市波木町 1982-32
日本語コミュニケーションゲーム 80：CAG の会，The Japan Times，1993 年（2,913 円）
はやい－おそい　たかい－ひくい：ピーター・スピア，冨山房，1978 年（1,068 円）

4．絵・イラスト（CD－ROM）

絵カード 98，絵カード 98 パート 2：アルファシステム，（各 65,000 円）
　〒543-0071　大阪市天王寺区生玉町 2-3 小出ビル 306 号
具一満タン：エー＆ピーコーディネータージャパン，（6,980 円）
言葉図鑑（かざることば，うごくことば）形容詞／形容動詞 535 語：五味太郎，Inter channel，
　（3,980 円）
3D・イラストクリップアート集：新星出版社，1996 年（2,900 円）
スゴ超ネタ（1～20）：グラパックジャパン株式会社カスタマーサポートセンター，（8,800 円）
　〒102-0082　東京都千代田区一番町 17-2　アクセス先（e-mail support@grapac.co.jp）
ステップタッチ（ハードウェアを含む）：ユニコシステム，（1,180,000 円～）　〒141-0032 品川区大崎
　5-7-1-501
日本素材図鑑（総合地理素材集 2000 年版）：デザインエクスチェンジ株式会社，（19,800 円）
　〒108-0074　東京都港区高輪 3-12-8BR 高輪

5．写真

大判写真カード全 2 集：学習研究社情報メディア事業部，（各 38,000 円）
改訂第 2 版　食品 80 キロカロリーガイドブック：香川　綾 編，女子栄養大学出版部，1995 年
　（2,000 円）
カラーライブラリー写真カード：岡田総合心理センター，（26,880 円）
　〒540-0004　大阪市中央区玉造 1-6-7
毎日の食事のカロリーガイドブック：香川芳子 監修，女子栄養大学出版部，1993 年（1,553 円）

6．4 コママンガ

コボちゃん：植田まさし，蒼鷹社，（各 476 円）
サザエさん（長谷川町子全集）：長谷川町子，朝日新聞社，（485 円～）
フジ三太郎：サトウサンペイ，朝日新聞社，（460 円～）
ペエスケ：園山俊二，朝日新聞社，（各 437 円）

7．聞き取り問題

インタビューで学ぶ日本語：堀　歌子 他，凡人社，1991 年（1,748 円）
初級日本語　ドリルとしてのゲーム教材 50：栗山昌子 他，アルク，1992 年（2,427 円）
ニュースで学ぶ日本語：堀　歌子 他，凡人社，1998 年（1,800 円）
毎日の聞きとり 50 日（上・下）：宮城幸枝 他，凡人社，1998 年（各 2,000 円）

8．読みの問題

絵入り日本語作文入門　―文型による短文作成からトピックス別表現練習へ―：Ｃ＆Ｐ日本語教育・
　教材研究会編，専門教育出版，1989 年（1,600 円）
格助詞（日本語文法セルフ・マスターシリーズ 3）：益岡隆志 他，くろしお出版，1987 年（2,000 円）

全国標準テスト国語（小学1〜6年），受験研究社，1997年（各700円）
タスクによる楽しい日本語の読み：山田あき子 編，専門教育出版，1990年（1,602円）
にほんごであそぼう！—パズル式日本語—：北嶋千鶴子 他，凡人社，1996年（1,000円）
文化中級日本語Ⅱ練習問題集：文化外国語専門学校，1996年（2,000円）

9. 書字

書きかたカード（ひらがな，カタカナ）：くもん出版，（1,300円）
カタカナおけいこ（改訂版）：くもん出版，2000年（950円）
漢字プリント（1年生〜6年生）：むさし書房，1991年（各660円）
くもん式のひらがなおけいこ：くもん出版，1979年（971円）

10. 計算

改訂珠算能力検定問題集（1級編〜6級編）：江崎真一 他編，暁出版，（各437〜534円）
くもん式のたしざんおけいこ（2・3集）：くもん出版，1983年（各660円）
くもん式のひきざんおけいこ（1・2集）：くもん出版，1985年（各660円）
10分間トレーニング：数学研究社
全国標準テスト算数（小学1〜6年），受験研究社，1997年（各700円）

11. 学習用ソフト

ELSA STEP シリーズ高校（国 英 日本史 世界史）：株式会社メディアファイブ，（8,800円）
　〒336-0022　埼玉県浦和市白幡 1-15-15　アクセス先（http://www.media-5.co.jp）
ELSA STEP シリーズ小学（国 算 理 社）：株式会社メディアファイブ，（7,800円）
ELSA STEP シリーズ中学（国 算 英 理 歴 地理公民）：株式会社メディアファイブ，（7,800円）
漢字1945語：小学館ドラネット，（10,800円）　0120-745-330（火〜土 AM10〜PM5，日・月・祝は休み）
ランドセル小学1年（音楽）：教育＆マルチメディア　がくげい，（6,800円）
　〒530-0047　大阪市北区西天満 4-3-25　アクセス先（http://www.gakugei.co.jp）
ランドセル小学1年（国語）：教育＆マルチメディア　がくげい，（6,800円）
ランドセル小学1年（算数）：教育＆マルチメディア　がくげい，（6,800円）
ランドセル小学1年（図工）：教育＆マルチメディア　がくげい，（6,800円）
ランドセル小学1年（生活）：教育＆マルチメディア　がくげい，（6,800円）
ランドセル小学1年（昼休み）：教育＆マルチメディア　がくげい，（6,800円）

12. 非言語性課題

漢字でトランプ「初・中・上級」：奥野カルタ店，（各1,600円）
漢字の巨大迷路：奥野カルタ店，（1,200円）
記憶カード：学習研究社情報メディア事業部，（7,500円）
視覚配列記憶トレーニングノート：学習研究社情報メディア事業部，（15,000円）
視知力学習セット：学習研究社情報メディア事業部，（13,900円）
zoo park（どうぶつえあわせ）：奥野カルタ店，（980円）
知能のワーク（Aセット）：すずき出版，（3,104円）
DLM（Developmenntal Learning Materials）絵カード組合せ絵カード：学習研究社情報メディア事業部，（5,800円〜）　〒146-0081　大田区仲池上 1-17-15
配列絵カード：学習研究社情報メディア事業部，（4,900円〜）
ひとりでとっくんシリーズ：こぐま会幼児教育実践研究所，（600円）

Ⅳ 教材入手ついて

13. 環境音・効果音（CD-ROM）
効果音：ビクターエンターテイメント，（2,000 円）
新・バックの鬼　響(HIBIKI)：A＆P　CO-ORDINATOR JAPAN，（12,800 円）
素材畑：メディアビジョン，（5,800 円）

14. 音の出るカード
構音指導プログラム：内田洋行／学習研究社，（70,000 円）
コミュニケーション指導プログラムカード：学習研究社情報メディア事業部，（88,000 円）
　　〒146-0081　大田区仲池上 1-17-15
たのしい漢字：ベルテックス，（126,000 円）　〒104-0061　中央区銀座 3-13-18　田中ビル 4F

15. 歌
唱歌増訂版―明治・大正・昭和―：野ばら社，1994 年(825 円)
誰でも歌えるカラオケ 800 集：日本文芸社，1997 年(1,200 円)

16. その他
こころリソースブック：中邑賢龍 他編著，こころリソースブック出版会，（3,500 円）
　　〒760-0008　高松市中野町 13-3 桜ビル 3F
困ったとき事典：こころリソースブック出版社，1999 年
食品模型：ユザワヤ蒲田店，〔200～300 円(1 個)〕　〒144-0051　大田区西蒲田 8-23-3
ビデオ素材辞典：株式会社データクラフト，（7,800 円）
　　〒060-0807　札幌市北区北 7 条西 1-1-2SE 山京ビル　アクセス先(http://www.datacraft.co.jp)

17. 訓練機器
スキャントーク：オリンパス，1998 年(53,000 円)
トーキングカードプレーヤー：ソニー，（14,500 円）
ランゲージパル：内田洋行／学習研究社／ベルテックス，（36,000 円）　（内田洋行）
　　〒135-0052　江東区潮見 2-9-15
ランゲージマスター：内田洋行／学習研究社，（120,000 円）

付録 CD-ROM の使い方

■はじめに
- HTMLのメニュー画面(項目選択画面)をご使用になる場合には，Webブラウザが必要です．Microsoft Internet Explorer 4.0 以上や Netscape Communicator 4.0 以上の Web ブラウザなどをご使用ください．
- サウンド再生機能およびスピーカが必要です．

■起動するためには
【Windows】 マイコンピュータなどで CD-ROM のアイコンをダブルクリックし，開いたフォルダ中の index.htm（または index）をダブルクリックします．

【Macintosh】 CD-ROM のアイコンをダブルクリックし，開いたフォルダ中の index.htm をダブルクリックします．
＊各々，ブラウザ上にメニュー画面（右図）が表示されます．「A.音声」の各項目(下線青文字)を選択すると音声が自動再生されます．このときに「ファイルのダウンロード」ウインドウが開いた場合には，「上記の場所から実行する」を選択して「OK」ボタンをクリックしてください．また「B.絵カード」の下の各項目(下線青文字)をクリックすると，それぞれの絵カードリストが表示されますので，目的の絵カードをクリックして絵カードを表示します．

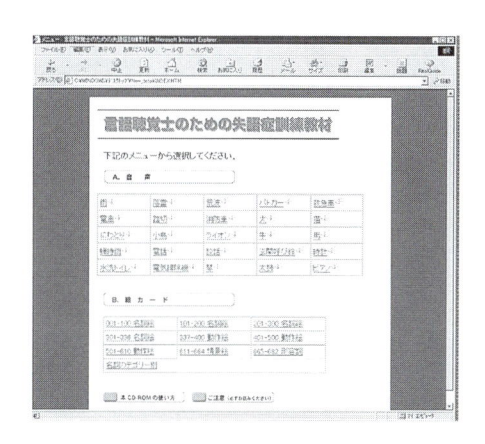

[サンプル]（図は Windows の画面ですが，基本的な操作は Macintosh も同じです．）

●音声の再生
メニュー画面の「A.音声」のリストのなかから「電車」をクリック．電車の音声が再生されます．

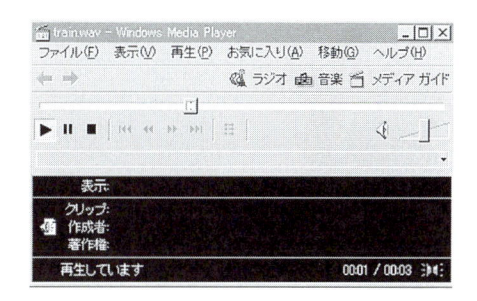

付録 CD-ROM の使い方

●絵カードの表示・印刷

メニュー画面の「B.絵カード」のリストのなかから「001-100 名詞絵」をクリック．「絵カードリスト」が表示されます．「014-犬」をクリック．犬の絵カードが表示されます．「ファイル」メニューから「印刷」を選択すると絵カードが印刷されます．

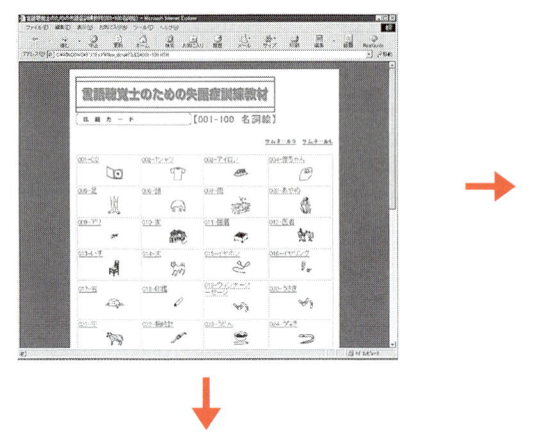

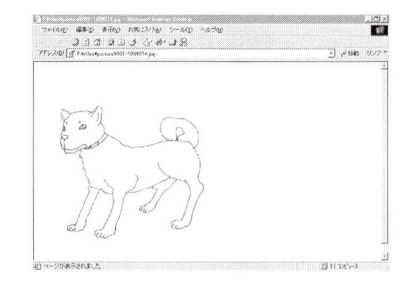

「絵カードリスト」右上にある「サムネール S」または「サムネール L」をクリックすると，絵カード一覧(サムネール)が表示されます．「ファイル」メニューから「印刷」を選択すると絵カード一覧が印刷されます．

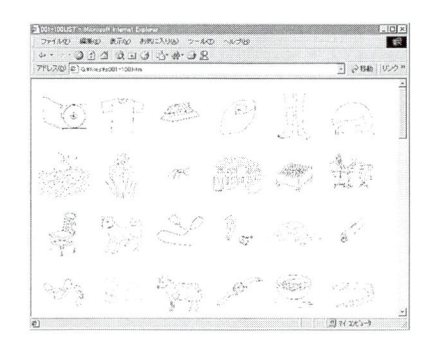

■オリジナル教材の作り方

本 CD-ROM に収録された個々の絵カードを使って，オリジナル教材を作成できます．

1) ワープロソフトなどでオリジナル教材のフォーマットを自由に作成する．
2) 使いたい絵カードを表示させ，表示しているソフトの「編集」メニューから「コピー」を選択する（Microsoft Internet Explorer など，「コピー」を選択する前に「編集」メニューから一度「すべて選択」を行う必要があるソフトもありますので，詳しくは絵カードが表示されているソフトの取扱い説明書でコピー方法をご確認ください）．
3) オリジナル教材を作成中のソフト上で絵カードを挿入したい箇所にカーソルを置き，「編集」メニューから「貼り付け」を選択する（「貼り付け」「ペースト」の方法は各ソフトによって若干異なる場合がありますので，詳しくは各ソフトの取扱い説明書でご確認ください）．

付録 CD‐ROM の使い方

[サンプル] 下記は Windows 上の MS‐Word でオリジナル教材を作成したサンプルです．

① MS‐Word でオリジナル教材のフォーマットを作成する．

② 挿入する絵カード（うま）を表示してコピーする．図では右クリックからのメニューで「コピー」を選択しています．

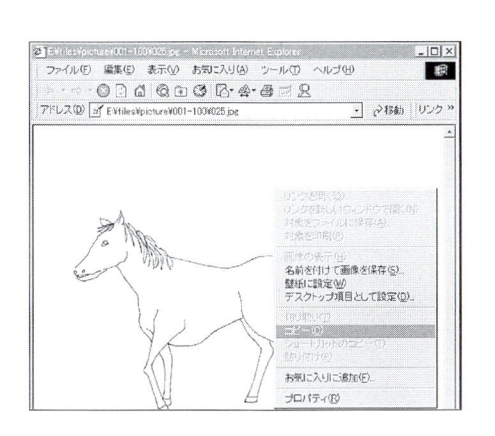

③ 挿入したい箇所にカーソルを置いて，絵カードを貼り付ける．図ではテキストボックスに，右クリックからのメニューで「貼り付け」を選択しています．

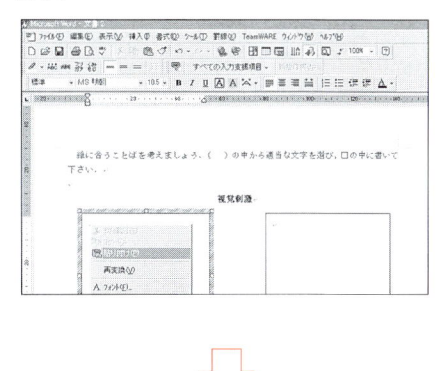

⑤ 上記の ②③ の操作を繰り返して絵カードをすべて揃える．最後に全体を微調整して出来上がり．

④ 絵カードが挿入される．

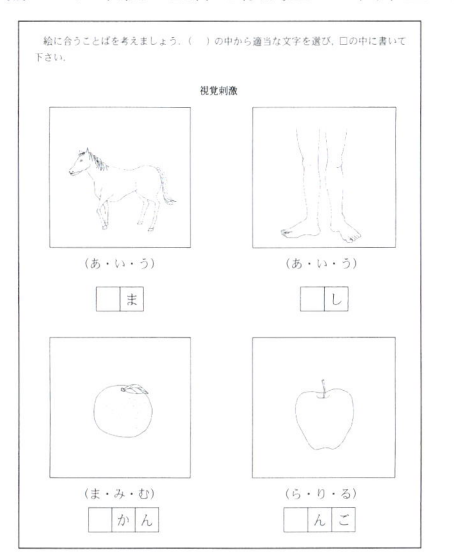

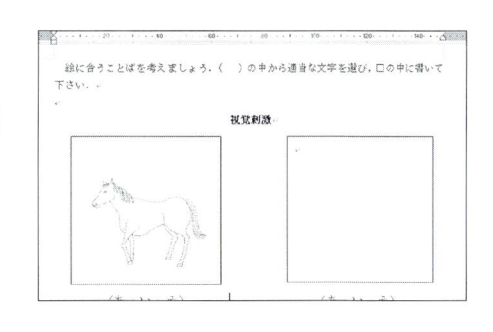

※絵カードの大きさを調節するには，絵カードをクリックして選択し，四隅のうちいずれかをドラッグして拡縮します．

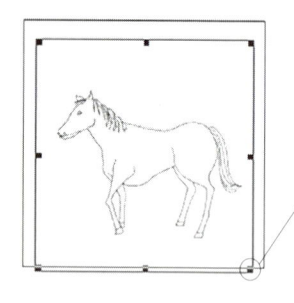

ココをドラッグしたまま移動します．

■ **絵カードの編集（拡大，縮小，切り抜きなど）**

　絵カードを編集するには基本的に画像編集ソフトが必要です．お使いになっている画像編集ソフトを起動して，CD-ROMの中にある編集したい絵カード（絵カードの画像ファイル名には連番を付していますので，番号を目安に検索してください）を表示します．あとは実際に拡大・縮小などの編集をするだけですが，具体的な編集方法は各画像編集ソフトによって異なりますので，詳細は各ソフトの取扱い説明書でご確認ください．

付録 CD - ROM の使い方

■収載内容
　本 CD-ROM には下記のデジタル素材が収録されています．
1) 音声素材：25 点
2) 絵カード：682 点（名詞絵 336 点，動作絵 274 点，情景絵 54 点，形容詞 18 点）
〈絵カードサンプル〉

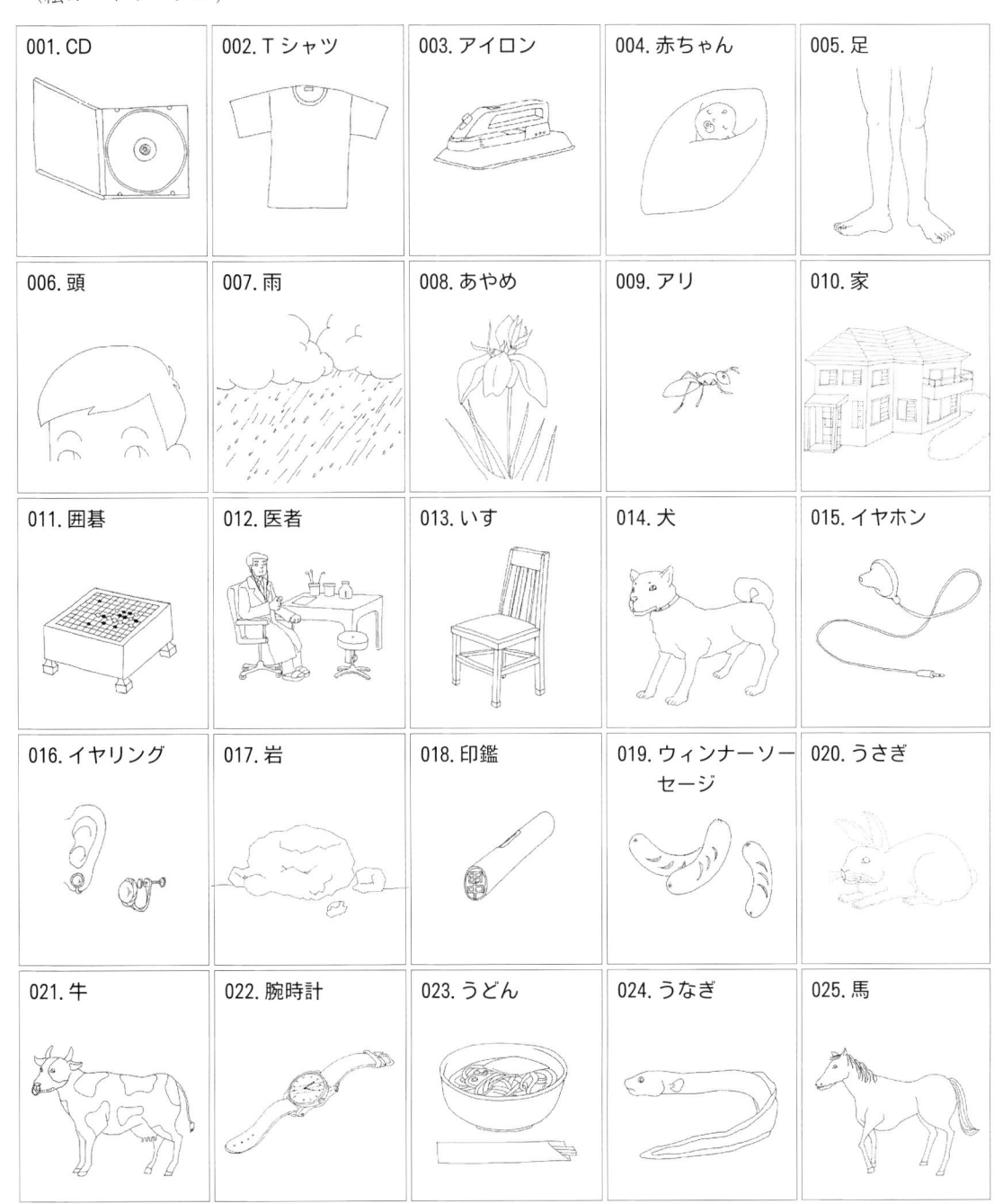

001. CD	002. Tシャツ	003. アイロン	004. 赤ちゃん	005. 足
006. 頭	007. 雨	008. あやめ	009. アリ	010. 家
011. 囲碁	012. 医者	013. いす	014. 犬	015. イヤホン
016. イヤリング	017. 岩	018. 印鑑	019. ウィンナーソーセージ	020. うさぎ
021. 牛	022. 腕時計	023. うどん	024. うなぎ	025. 馬

117

付録 CD-ROM の使い方

■ご注意（必ずお読みください）
- 本製品は書籍の付録として添付される CD-ROM のため，ユーザー登録・ユーザーサポートの対象外とさせていただいております．ご了承ください．
- 本製品は Windows, Macintosh のハイブリッド版です．
- 本ディスクはデータ CD-ROM です．一般のオーディオ機器では絶対に再生しないでください．音量によってはスピーカーを破損する恐れがあります．また，ヘッドホンを使用した場合，耳に障害を被る恐れがあります．
- 本製品の著作権は，（株）医学書院または著者，あるいはこの双方が有しており，著作権法，関連諸法規，関連国際条約等で保護されています．
- 本製品の内容は，著作権により保護されており，一部または全部を無断転載すること，改変すること，サーバー等へアップロードすることは禁止されています．
- （株）医学書院は，本製品を運用した結果，お客様に直接・間接の損害が生じた際には，その原因が本製品に含まれる瑕疵によると判断される場合に限り，本製品の交換，または本製品の代金相当額を限度として補償いたします．その原因が本製品に含まれる瑕疵以外によると判断される場合には，（株）医学書院は一切責任を負いません．
- Windows は米国 Microsoft Corporation の登録商標です．
- Apple, Macintosh, QuickTime の名称は，Apple Computer, Inc. の登録商標です．
- 各仕様は予告なく変更になることがあります．
- ユーザーはこの「ご注意」の内容をご承諾の上，ご利用になるものとします．

索引 (項目に該当する教材の番号を表示した．Fは総合課題．)

い
意味的関連語の理解　❽-a(3)　❽-b(3)(4)
　　❿-b(4)

お
音韻の抽出　❸-a(1)(2)　❸-c　F-4　F-10
音韻の配列　❸-a(3)　F-11
音読　⓯-c(1)　F-10
音の認知　❶-a　❶-b

か
会話遂行　F-13
書取　❻-c(1)(2)
仮名の書字　F-4
仮名1文字の書取　❻-c(1)
仮名文字との照合　❻-a　❻-b
仮名文字の音読　F-10
環境音の認知　❶-a　❶-b
喚語　F-4　F-11　F-12
漢字と仮名の対応　❼-a　❼-b(1)(2)
漢字の構成　❼-b(3)　❼-c(3)
漢字への変換　❼-c(1)
漢字熟語の認知　❼-c(2)
慣用表現の想起　❿-c(3)

き
記銘力　❾-a　❾-b　❾-c

く
空間的位置把握の障害　F-5

け
形容詞の理解　❽-a(2)　❽-b(2)
形容詞の想起　❿-c(2)
系列語の産生　⓯-c(4)
言語音の認知　❷-a(1)

こ
構音器官の運動　⓮-c(1)(2)
構音　⓯-c(1)
構成障害　⓰-c(1)(2)　⓱-c(1)(2)(3)
語順の理解　⓫-1-b(1)(2)　⓭-a
呼称　❽-c
語義　❽-a(1)(2)(3)(4)　❽-b(1)(2)(3)
語想起　❿-c(1)(2)(3)
語の配列　⓭-b
コミュニケーション能力　F-13　F-14

し
視覚的認知　❹-a　❹-b　❺-b(1)(2)　❺-c
　　❼-a　❼-b(1)(2)(3)
色名　❾-b
思考　F-8　F-12
指示理解　❾-c　⓬-c(1)(2)　F-5
事物弁別　❹-b
書字　❼-c(1)(2)(3)　⓫-2-c(1)(2)
書字運動企画　⓰-c(1)(2)　⓱-c(1)(2)(3)
助詞の理解　⓫-2-a　⓫-2-b(1)(2)(3)
　　⓫-2-c(1)(2)
書称　❽-c

119

索引

す
数字の模写　　⑰-c(2)
図形弁別　　❹-a
図形のなぞり描き　　⑯-c(1)
図形の認知　　❹-a　❹-b
図形の模写　　⑰-c(1)

た
単語の書取　　❻-c(2)
単語の理解　　❽-a(1)　❾-a

ち
聴覚的把持力　　❾-a　❾-b　❾-c
聴覚的理解　　❶-a　❶-b　❷-a(1)(2)　❷-b
　❷-c　❸-a(1)(2)(3)　❸-c　❻-a　❻-b
　❻-c(1)(2)　❽-a(1)(2)(3)(4)　❽-b(1)(2)(3)
　❾-a　❾-b　❾-c　⑩-a(1)(2)　⑪-1-a
　⑪-1-b(1)(2)　⑪-2-a　F-5　F-6　F-12

つ
対語の想起　　⑩-b(4)

て
適切な語の選択　　⑩-a(1)(2)
　⑩-b(1)(2)(3)(4)　⑩-c(1)(2)(3)
適切な文字の選択　　❻-a　❻-b　❻-c(1)(2)
伝達手段の選択　　F-14

と
同義語の理解　　❽-a(4)
統語　　⑪-1-a　⑪-1-b(1)(2)　⑪-2-a
　⑪-2-b(1)(2)(3)　⑪-2-c(1)(2)
動詞　　⑩-a(2)　⑩-b(1)
動詞の想起　　⑩-c(1)
動詞の選択　　⑪-2-b(3)
特殊表記音の構音　　⑮-c(2)

読解　　❽-a(1)(2)(3)(4)　❽-b(1)(2)(3)(4)
　⑩-a(1)(2)　⑩-b(1)(2)(3)　⑩-c(1)(2)(3)
　⑪-2-b(1)(2)(3)　⑫-a　⑫-b　⑫-c(1)(2)
　⑬-a　⑬-b　F-4　F-5　F-6　F-12

は
発語失行　　⑭-c(1)(2)　⑮-c(1)(2)(3)(4)

ひ
非言語的手段の活用　　F-14

ふ
復唱　　⑮-c(1)(2)(3)
文の理解　　⑪-1-a　⑪-1-b(1)(2)
　⑪-2-b(1)(2)(3)　⑪-2-c(1)(2)　⑫-a
　⑫-b　⑫-a　⑬-b
文の書字　　F-1　F-2　F-6　F-7　F-8
文の発話　　F-1　F-2

ま
まとまりのある内容の発話　　F-9
まとまりのある内容の書字　　F-9

め
名詞　　❽-b(1)(2)(4)

も
モーラ分解　　❷-a(2)　❷-b　❷-c　F-11
文字の弁別　　❺-b(1)(2)　❺-c
文字のなぞり書き　　⑯-c(2)
文字の模写　　⑰-c(3)
物語文の書字　　F-3
物語文の発話　　F-3

る
類似音の出し分け　　⑮-c(3)